Jürgen H. R. Thomar

Heilfasten nach Rudolf Breuss

AF287953

Dieses Buch widme ich Rudolf Breuss, ohne den ich sicherlich nicht wieder gesund geworden wäre, und meiner lieben Frau Hertha, die mir bei den Kuren sehr geholfen hat.

Jürgen H. R. Thomar

HEILFASTEN

NACH RUDOLF BREUSS

...einfach genial

SILBERSCHNUR VERLAG

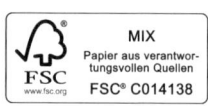

Grundlage und Bezugsdokument dieses Ratgebers ist die Originalausgabe des Breuss-Buches mit dem Titel »KREBS/Leukämie und andere, scheinbar unheilbare Krankheiten mit natürlichen Mitteln heilbar, Ratschläge zur Vorbeugung und Behandlung vieler Krankheiten«, ISBN: 3-00-018407-4, aus dem Merk-Verlag.

© Verlag »Die Silberschnur« GmbH

ISBN: 978-3-89845-191-8

| 1. Auflage 2007 | 3. Auflage 2012 | 5. Auflage 2018 |
| 2. Auflage 2009 | 4. Auflage 2014 | 6. Auflage 2021 |

Gestaltung & Satz: XPresentation, Güllesheim
Druck: Finidr, s.r.o. Cesky Tesin

Verlag »Die Silberschnur« GmbH · Steinstraße 1 · D-56593 Güllesheim
www.silberschnur.de · E-Mail: info@silberschnur.de

Einfach genial, diese Breuss-Kur:

- Traditionelle **Frühjahrskur**
- Kur zur **Regeneration** des ganzen Körpers
- **Gewichtsreduktion**, ohne Hungergefühl
- **Therapeutisches** Heilfasten
- Heilfasten speziell zur **Blutverbesserung**
- Heilfasten speziell bei **Gelenkleiden**
- Heilfasten speziell bei **Krebs, Leukämie,**
  bei **Lungentuberkulose** und bei **Multiplesklerose M. S.**

Die Breuss-Kur
einfach genial

INHALT

❧

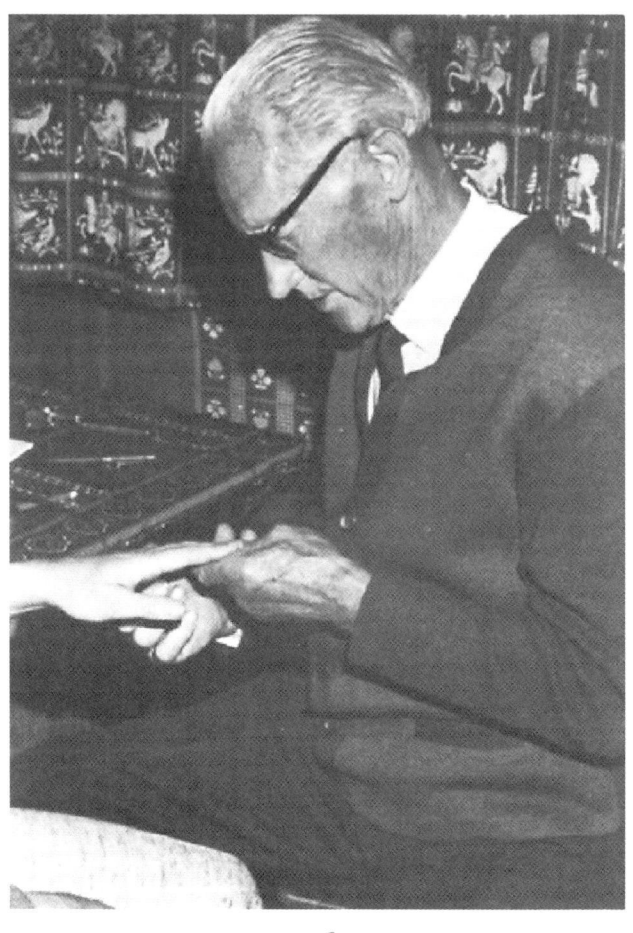

Das Bild des diagnostizierenden Breuss wurde vom Verlag Walter Margreiter freundlicherweise zur Verfügung gestellt.

Heilfasten nach Rudolf Breuss

50 Jahre Erfahrung mit dem Fasten

Als Rudolf Breuss, Naturheilkundiger aus Bludenz in Österreich, sein kleines Büchlein »KREBS/Leukämie und andere scheinbar unheilbare Krankheiten mit natürlichen Mitteln heilbar. Ratgeber zur Vorbeugung und Behandlung vieler Krankheiten« 1978 als Vermächtnis schrieb, und es 1990 einundneunzigjährig in seinem Sterbejahr erweiterte und verbesserte, blickte er auf rund 50 Jahre Erfahrung mit seiner Gemüsesaft- und Tee-Kur, oder einfach nur mit der Saft-Kur, wie er sie auch nannte, zurück.

Breuss konnte in seinem langen Leben bei vielen Patientinnen und Patienten große Erfolge mit dieser Fastenkur verbuchen, bei der er wesentliche Elemente des Buchinger-Fastens mit Elementen der Kneippschen Lehre sowie mit seinen eigenen Erfahrungen verknüpft hatte.

Wesentlich neues Element der Breuss-Kur, man kann hier durchaus von einem Alleinstellungsmerkmal der Kur sprechen, ist ihre Länge: In aller Regel empfiehlt Breuss 42 Tage als feste Größe der Kur. Lediglich bei der Frühjahrskur können bereits 8 oder 14 Tage wirklich von

Nutzen sein. Ansonsten sollte man schon mindestens drei Wochen, bei bestimmten Kur-Zielen volle 42 Tage kuren.

☙

Einfach genial, dieses Breuss-Fasten

Wenn man mit ein und derselben Kur, mit genau denselben Anwendungen, sehr, sehr unterschiedliche Ziele verfolgen und auch erreichen kann, so muss man dem österreichischen Naturheiler Rudolf Breuss für seine Form des Fastens, für seine »Saftkur«, wirklich höchstes Lob zollen. Hat er doch in seinem langen Leben durch vielerlei Experimente und mannigfaltige Erfahrungen mit der Zeit eine Kur entwickelt, die ihresgleichen auf der Welt sucht.

Mit exakt derselben Rezeptur

· macht die »pumperl« gesunde Mittdreißigerin beispielsweise ihre jährliche **Frühjahrskur**, um danach fit, vital und gut aussehend in den Sommer zu starten,

· reduziert der übergewichtige Familienvater sein **Gewicht** innerhalb von vier bis sechs Wochen um stolze 15 bis 20 Kilo,

· **regeneriert** der gestresste Manager **seinen gesamten Körper** innerhalb von nur drei Wochen und fühlt sich danach nicht nur, sondern ist dann auch wirklich wieder »fit wie ein Turnschuh«,

· hilft die mit **Gelenkleiden** sich herumplagende Hausfrau ihren Gelenken mit einer vierwöchigen Badekur in heimischen Gefilden,

· verbessert die mit ihrer Gesundheit nicht so ganz zufriedene Angestellte sowohl ihre körperliche Konstitution als auch ihre **Blutwerte**, die ihr in letzter Zeit Sorgen bereiteten,

· macht der besorgte Landwirt, in dessen Familie schon seit drei Generationen immer wieder Prostatakrebs auftrat, **prophylaktisch** die

Kur, weil er vorbeugen möchte, damit er nicht plötzlich von der Diagnose »**Krebs**« überrascht wird,

• nimmt der **Krebspatient** den Kampf gegen seine schlimme Krankheit auf, um diese ohne Operation, Bestrahlung und vor allem ohne Chemotherapie zu überwinden.

Einziger Unterschied: Die Zeitdauer der jeweiligen Kur und der eine oder andere Tee, der zusätzlich zu trinken ist, sowie die Kräuterzusätze bei der Badekur.

Die von Breuss zusammengestellten Tees, der Gemüsesaft, die Zwiebelsuppenbrühe und die Weißdorntropfen versorgen den Körper mit allem Nötigen, so dass problemlos 42 Tage durchgehalten werden können.

Von »Durchhalten« kann – und sollte – man hier eigentlich nicht sprechen, denn man hat während der Kur in aller Regel weder Hunger noch Durst. Es wird also bei der Breuss-Kur nicht gelitten. In vielen Fällen sorgen sogar Glückshormone für unerwartete Vitalität und unbändigen Schaffensdrang.

Weil man bei der Breuss-Kur, egal zu welchem Zweck man sie durchführt, dieselben Tees und Säfte in derselben Menge und Dosierung zu sich nimmt, laufen exakt dieselben Prozesse im Menschen ab: Bei dem einen wird in sechs Wochen der Krebs besiegt, bei dem anderen purzeln in drei Wochen die Pfunde, beim Dritten wird innerhalb von vier Wochen das Blut verbessert, so dass die Blutwerte nach der Kur weit besser sind als vor der Kur, beim Vierten lassen nach sechs Wochen die Gelenkschmerzen nach und der Fünfte hat mit derselben Kur in drei Wochen ein, so sagt man in der EDV, Reset des ganzen Körpers durchgeführt, den Körper ganz neu eingestellt.

Man sieht: Die Breuss-Kur ist einfach genial!

Das Breuss-Fasten sollte jeder kennen

Das kleine Breuss-Büchlein »KREBS/Leukämie und andere scheinbar unheilbare Krankheiten mit natürlichen Mitteln heilbar« ist seit seinem Erscheinen im Jahre 1978 über eine Million Mal verkauft worden. Es steht oder stand somit bei vielen, bei sehr vielen Familien im Bücherschrank – und verstaubte dort ...

So muss ich jedenfalls vermuten, wenn ich bei meinen Vorträgen und Seminaren zum Heilfasten immer wieder höre, dass man das Buch zwar kenne, die Kur aber – aus welchen Gründen auch immer – nicht oder noch nicht gemacht habe.

Es scheint wohl so zu sein, dass sich viele, möglicherweise sogar die meisten, Menschen das Breuss-Büchlein kaufen, vielleicht sogar darin lesen, es dann aber »in die Ecke legen« und die Kur nicht machen, obwohl sie diese machen sollten, ob sie nun an Krebs oder einer anderen scheinbar unheilbaren Krankheit erkrankt sind, ob sie nur dringend ›abspecken‹ sollten oder den Körper regenerieren, ihn also mal wieder richtig ›auf Null‹, auf Vordermann oder Vorderfrau bringen sollten.

Warum handeln diese Menschen so?

Meine Rolle beim Heilfasten nach Breuss

Hier möchte ich ansetzen und meinen Teil dazu beitragen, dass sich dies ändert. Ich möchte, dass das Heilfasten nach Rudolf Breuss bekannter wird, denn diese Kur hat es wirklich verdient.

Aus der Sicht eines Patienten habe ich mich seit drei Jahren mit Rudolf Breuss beschäftigt, habe seine Ideen und seine Ratschläge studiert, habe seine Erfahrungen nachvollzogen und mich nach und nach tief und immer tiefer in die Materie des Heilfastens eingearbeitet, habe mich, der ich medizinischer Laie bin, intensiv sachkundig gemacht, um zunächst mir selbst und später anderen Menschen helfen zu können.

Nach meiner ersten Breuss-Kur, die ich im Frühjahr des Jahres 2004 im Kampf gegen den Krebs erfolgreich absolvierte, programmierte ich aus Dankbarkeit Rudolf Breuss gegenüber die Internetseite www.breuss-kur.de, die inzwischen weltweit überaus großes Interesse findet: Weit über 25.000 Besucher konnte ich dort in kürzester Zeit begrüßen.

Viele Menschen aus aller Welt wollten von mir dann wissen, wie man die Breuss-Kur richtig durchführt. – Wie ich sie gemacht habe.

Mit der Zeit nahmen die Anfragen derart zu, dass ich meine Informationen zu einer Broschüre umformte. Als dieses Heft aber immer umfangreicher und dessen Zusammenstellen und Versenden für mich immer aufwendiger wurde, ich hatte ja schließlich einen anderen Job als Fasten-Informationen zu erarbeiten und zu versenden, musste eine Lösung her.

Im Frühsommer 2005 setzte ich mich hin, sichtete, ergänzte und optimierte die Unterlagen, stimmte sie ein weiteres Mal (wirklich zum x-ten Male) mit dem Breuss-Buch ab und schrieb daraus ein Buch, mein erstes.

Ich gab ihm den Titel: »Die Krebskur-total nach Rudolf Breuss *richtig* gemacht« (siehe Literaturverzeichnis) und glaubte, nun weniger zu tun zu haben. Dem war aber nicht so ...

Briefe, Mails, Telefonate und Fax-Anfragen hielten mich auf Trab. In vielen, sehr vielen Gesprächen und Kontakten wurde ich immer tiefer in die Materie Breuss, Fasten und Fasten-Ziele gezwungen. Diese Anfragen, Sorgen und Nöte erreichten mich aus aller Herren Länder. Der Bogen spannte sich von Australien über Neuseeland, Südafrika, Bali, Kroatien, Frankreich, bis England, Schottland und weiter bis

Spanien und zu den Vereinigten Staaten von Amerika. Sehr vielen Menschen konnte ich helfen, konnte immer kompetenter Auskunft geben.

Aber das kostete und kostet mich Zeit. Sehr viel Zeit – und Nerven.

Als ich erfuhr, dass ein Enkel von Breuss, Herr Walter Margreiter, aus Nüziders in Österreich, auch ein Breuss-Buch herausgab, und er mich bat, für dieses Werk ebenfalls ein Begleitbuch zur richtigen Durchführung des Breuss-Fastens zu schreiben, war für mich der Zeitpunkt gekommen, an dem ich mir sagte, dass es in meinem zarten Alter von 67 Jahren wohl besser sei, die Arbeit als Geschäftsführer eines EDV-Unternehmens in jüngere Hände zu geben und mich ganz dem Nachlass des Rudolf Breuss zu widmen.

Die kurzfristig gewonnene Zeit wurde aber sehr bald komplett ausgefüllt mit Themen rund um das Breuss-Fasten: Ich hielt Vorträge, organisierte und leitete Fasten-Seminare, machte mehrere Gruppen-Fasten hier in der Region und schrieb dann wunschgemäß mein zweites Buch. Titel: »Die Breuss KREBSKUR richtig gemacht«, abgestimmt auf das Buch aus Österreich.

Durch diese Aktivitäten reifte in mir der Entschluss, die Breuss-Kur ein zweites Mal zu absolvieren. Ich machte also mit bei einem der Gruppenfasten im vorletzten Jahr. Hintergrund war einfach der, dass ich noch mal erleben wollte, wie es einem ergeht, der 42 Tage fastet.

Hatte ich doch bei meinem ersten Fasten nicht so genau festgehalten, wie es mir erging, was ich so dachte, fühlte und was mich bewegte. Beim ersten Mal stand bei dem Heilfasten der Kampf gegen den Krebs im Vordergrund, den ich dann gewann, nicht ahnend, dass ich darüber eine Internet-Präsentation programmieren oder gar ein Buch schreiben würde.

Ich fastete also in einer Gruppe von zehn Damen und Herren und sammelte dabei eine Fülle weiterer Erfahrungen. Präzise protokollierte ich jeden Tag und jeden Gedanken.

Ich wollte gewappnet sein für ein mögliches weiteres Buch, das mir schon länger im Kopf herumspukte, ein Buch, das dem Naturheiler Rudolf Breuss noch besser gerecht werden sollte und das seiner »Saft-Kur« *den* Stellenwert im Reigen der verschiedenen Heilfasten-methoden einräumt, der seiner Genialität gerecht wird.

Mit der Zeit nahm dieses Buch Gestallt an. Heute liegt es vor Ihnen. Möge dieses Buch vielen Menschen rund um den Globus das Heilfasten des Rudolf Breuss näher bringen.

Möge es jedem Einzelnen helfen, sein ganz persönliches Fastenziel zu erreichen.

Pfullendorf, im Frühjahr 2007

Jürgen H. R. Thomar,
von seinen Freunden Tom genannt

Kapitel 1

Über das Fasten

❧

Fasten? Was will uns dieser Begriff sagen? Das Wort Fasten kommt vom Gotischen *fastan* = (fest)halten, beobachten, bewachen; bzw. althochdt.: *fasten* = fest (an den Geboten der Enthaltsamkeit festhalten). Im Englischen hat sich dieser Wortsinn z. B. im *fasten seat belts* bis heute erhalten.

❧

Ein Blick in die Geschichte des Fastens

Fasten hat eine Jahrtausende alte Tradition. Sein ursprünglicher Sinn lag in der Reinigung der Seele, der Buße für begangene Sünden und im Kräftesammeln. Bis heute gibt es in nahezu jeder Weltreligion Zeiten der Enthaltsamkeit, so auch im Christentum.

In der Geschichte begegnet uns der Verzicht auf Nahrung immer wieder. So war das Fasten in der Antike nicht nur Teil der körperlichen Ertüchtigung, sondern auch eine übliche Methode, sich innerlich zu sammeln. Es ist überliefert, dass der griechische Gelehrte Pythagoras seine Schüler 40 Tage lang fasten ließ, damit ihr Verstand geschärft wurde.

Ob Buddha, Mohammed oder Moses: Alle mussten erst eine Phase der Enthaltsamkeit und des Verzichts durchmachen, bis sie ihre großen Erkenntnisse und Einsichten gewannen. Daher spielt das Fasten in den Weltreligionen eine entscheidende Rolle, insbesondere um geistige Klarheit und Einsicht zu erhalten.

Auch die Wurzeln des Heilfastens in der Medizin, ich komme im nächsten Kapitel darauf zurück, reichen bis in die Antike zurück. Der griechische Arzt Hippokrates, der vier Jahrhunderte vor Christi praktizierte, empfahl das Weglassen von Nahrung, um – wie er sagte – den »inneren Arzt wirken zu lassen«. Im Mittelalter verordnete die Klosterfrau Hildegard von Bingen Fastenkuren zum Beispiel bei Bequemlichkeit und Schlemmerei.

Motive für das Fasten

Allgemein soll das Fasten mittels reduzierter Nahrungsaufnahme mehreren Zwecken dienen:

• der religiösen Praxis (Fastenzeit und Ramadan),

• dem Gewinn an seelischer Harmonie und an Demut,

• der Förderung der Wahrnehmung und der eigenen Aufmerksamkeit,

• der Erhöhung der Willenskraft und Vorbereitung auf spezielle Herausforderungen,

• der Trauer über einen Todesfall oder sonstigen Verlust,

• dem Zuwachs an psychischer und sozialer Kontrolle bzw. Macht (z. B. Mahatma Gandhi),

- und (bei gezielter Methodik) auch dem Abnehmen bzw. der Kontrolle des Körpergewichts.

Die religionsgeschichtliche Definition von Fasten ist das Nüchternsein, in dem aus religiösen oder kultischen Motiven bewusst und freiwillig auf sonst übliche feste (teilweise auch flüssige) Nahrung verzichtet oder deren Verzehr gezügelt wird. Jedes Fasten ändert die Befindlichkeit, weshalb eine Fastenzeit auch der Vorbereitung auf religiöse Feste dienlich ist.

Wird nur eine *bestimmte* Art der Nahrung – beispielsweise Fleisch – oder ein Suchtmittel weggelassen oder eingeschränkt, spricht man von Enthaltung oder einem Abstinenztag.

Formen des Fastens

Viele lehnen Fasten ab, da sie es nur mit Hunger und Leid verbinden. Leider sind auch viele Ärzte, meist aus Unkenntnis, gegen das medizinisch so sinnvolle Fasten.

Fasten bedeutet nicht mehr und nicht weniger, als dass der Mensch eine gewisse Zeit seine Ernährung einschränkt.

Grundsätzlich gibt es verschiedene Formen des Fastens:

- Beim **totalen Fasten** sind nur Wasser und Tee erlaubt, davon aber reichlich.

- Das **Saftfasten** lässt geringe Mengen an Obst- und Gemüsesäften zu, um den täglichen Vitaminhaushalt zu sichern.

- Das **klassische Heilfasten** nach dem Arzt Otto Buchinger ist, verkürzt gesagt, eine kalorienarme Trinkdiät.

- Beim **Molkefasten** werden ein Liter Molke, ungezuckerte Tees und Wasser über den Tag verteilt getrunken.

- Beim **Basenfasten** kann man sich weiterhin richtig satt essen. Saure Nahrungsmittel sind verboten, basische erlaubt.

- Beim **Früchte-Fasten** wirken Obst- und Gemüsefrüchte für eine dem Heilfasten vergleichbare Wirkung.

- Beim **Breuss-Fasten** werden im Wesentlichen verschiedene Tees und ein spezieller Gemüsesaft getrunken.

Eines haben alle Fastenkuren gemein: Alkohol, Süßigkeiten, Zigaretten oder Kaffee sind tabu. Sie belasten den Körper nur unnötig und stören den Regenerationsprozess.

Kapitel 2

Über das Heilfasten

❧

Geschichtlicher Abriss

Dr. med. Otto Buchinger (1878-1966) prägte 1935 den Begriff des ›Heilfastens‹. Damit knüpfte er an die Urtradition des religiösen Fastens an. Unter ›Heil‹ verstand er sowohl körperliche Gesundheit als auch psychisch-seelisches Gleichgewicht. So drückte er durch die Wahl des Wortes aus, dass das Fasten mehrere Dimensionen hat: eine leibliche, eine psychisch-seelische und auch eine soziale, insbesondere beim Fasten in der Gruppe.

Dr. Buchinger konnte als 40-jähriger eine eigene akute Gelenkentzündung durch 19-tägiges Fasten heilen und einige Jahre später ein von der Schulmedizin als therapieresistent betrachtetes Gallenleiden. Angeregt durch diese positiven Erfahrungen nahm er das Heilfasten in seine ärztliche Arbeit mit auf.

Um die Jahrhundertwende zum 20. Jahrhundert entstand dann eine neue Bewegung, die das Fasten als freiwilligen und therapeutischen Nahrungsverzicht bewusst einsetzte. Franz Xaver Mayr aus Österreich und Otto Buchinger waren die führenden Fastenärzte im deutschsprachigen Raum. Sie entwickelten eigene Methoden und führten das stationäre Fasten in Sanatorien ein.

Geradezu in Mode gekommen ist seit einiger Zeit das Fasten für Gesunde. Diese fasten heute im Alltag, im Urlaub, ob zu Hause oder auf einer fernen Insel. Seit mehreren Jahren nimmt auch das religiöse Fasten wieder zu. In Kirchengemeinden bilden sich freiwillige Fasten-Gruppen, besonders in der vorösterlichen Zeit. Im Laufe der Zeit hatte das religiöse Fasten vor Ostern mehr und mehr an Bedeutung verloren, zumal die Menschen früher oft auch zwangsweise fasten mussten.

Heilendes Fasten

Heilfasten bedeutet die freiwillige Enthaltung von jeglicher Nahrung zu Heilzwecken, wobei der Organismus von den eigenen Reserven lebt. Die landläufige Annahme, man müsse beim Fasten hungern, ist ein Irrtum, weil Fasten nichts mit Hungern zu tun hat.

Merke: Wer hungert, der fastet nicht.

Der Körper stellt sich beim Fasten von der äußeren auf die innere Ernährung um. Er befreit sich während einer Heilfastenkur von allem, was ihm schadet. Giftstoffe und Schlacken werden beim Heilfasten ausgeschieden.

Man könnte also auch sagen, dass das Heilfasten den eigenen inneren Arzt auf den Plan ruft oder Stauungen und Blockaden auf allen Ebenen löst. Viele chronische Gesundheitsprobleme lassen sich durch regelmäßiges Heilfasten bessern oder sogar völlig heilen.

Heilfasten mobilisiert die körpereigenen Abwehrkräfte und führt zu einem kräftigen Energie-Schub. Außerdem steigert das Heilfasten die geistige Leistungsfähigkeit und den Gute-Laune-Pegel.

Heilfasten bringt uns auch dazu, innezuhalten und zuzuhören – Abstand zu nehmen von der Hektik des Alltags. Jeder, der vorbeugend etwas für seine Gesundheit tun will, sollte regelmäßig fasten.

Heilfasten ist darüber hinaus die ideale Gelegenheit zu einer generellen Ernährungsumstellung. Eine ausgewogene, vollwertige Ernährung ist die beste Garantie dafür, den ›frisch‹ entschlackten und entgifteten Körper nicht erneut mit Schadstoffen zu belasten.

Heilfasten ist bereits so alt, dass schon Hippokrates (460-370 vor Christi), der Urvater der abendländischen Medizin, einige gewichtige Worte zu diesem Thema gesprochen hat:

> *Wer stark, gesund und jung bleiben will,*
> *sei mäßig, übe den Körper, atme reine Luft*
> *und heile sein Weh eher durch Fasten*
> *als durch Medikamente.*

Von Hippokrates stammt auch der Satz

> *»Die Natur ist der Arzt der Krankheit.«*

Und der heilige Ambrosius (245 nach Christi) erkannte schon damals:

> *»Nach der Medizin greifst du und gehst dem Fasten aus dem Wege,*
> *als ob es ein besseres Heilmittel geben könnte«.*

Warum sollte man heilfasten?

Es gibt viele gute Gründe für das Heilfasten:

- überflüssige Pfunde schmelzen dahin,
- der Körper wird von Schlacken und Giftstoffen befreit,
- Pickel und Mitesser verschwinden,
- die Haut wird straff, glatt und rosig,
- die Stimmung steigt und steigt,
- das Haar gewinnt an Spannkraft,

- Muskeln und Gewebe werden gestrafft.
- die Körperhaltung verbessert sich zusehends,
- die Abwehrkräfte werden gesteigert,
- die Geschmackssinne werden geschärft und
- Fasten macht offen für Neues und für Veränderungen.

Auch viele chronische Gesundheitsprobleme lassen sich durch einen lange vernachlässigten Darm erklären. Dazu gehören:

- Kopfschmerzen und Migräne,
- Schlafstörungen und Anlaufschwierigkeiten,
- Zungenbelag und Mundgeruch,
- Unangenehme Körperausdünstungen,
- Rücken- und Kreuzschmerzen, Gelenkschmerzen,
- Atemnot, Herzbeschwerden, Gefäßverengung,
- Allergien, Neurodermitis, Schuppenflechte.

Beachten Sie aber, dass Heilfasten kein Allheilmittel bei ernsthaften und bereits weit fortgeschrittenen Erkrankungen ist.

Der Weg zum Arzt sollte hier an erster Stelle stehen. Möglicherweise kann jedoch das Heilfasten eine begleitende Therapiemaßnahme darstellen. Man sollte dies am besten mit seinem Arzt besprechen.

Wer darf fasten, und wer darf es nicht?

Vitale, gesunde Menschen zwischen 14 und 65 Jahren können in der Regel ohne Bedenken eine Fasten-Kur in Eigenregie zu Hause durchführen. Allerdings ist es ratsam, vor dem Fasten mit einem dafür ausgebildeten Fasten-Arzt zu sprechen, um zu klären, ob eine solche Fasten-Kur für einen das Richtige ist.

Sollte man sich jedoch entscheiden, entgegen dieser gut gemeinten Ratschläge, ohne Fasten-Arzt zu fasten, dann ist es trotz allem wichtig, dass man sich vor dem ersten Fasten intensiv mit dem Thema auseinander setzt, um seinem Körper mit dem Fasten auch wirklich etwas Gutes zu tun. Es gibt beim Fasten eine ganze Menge zu beachten! Man sollte auf gar keinen Fall einfach mal so drauflos fasten, denn damit kann man sich unter Umständen sogar einen gesundheitlichen Schaden zufügen!

Sollten bereits ›gefährlichere‹ Erkrankungen vorliegen, wie Herz-Kreislauf-Probleme, Bluthochdruck, Herz-Gefäß-Erkrankungen etc., ist es in jedem Falle ratsam, zunächst mit seinem Hausarzt oder Heiltherapeuten eine geeignete Form des Fastens zu besprechen. Hier ist es vermutlich sogar wirklich besser, wenn man seine Fastenkur in einer dafür speziell ausgerichteten Fasten-Klinik (siehe Anlage) durchführt.

Nicht fasten sollten Schwangere und stillende Frauen, Menschen mit Blutungsneigung, Kinder unter 10 Jahren, Menschen mit Schilddrüsenüberfunktion, Menschen mit Durchblutungsstörungen des Gehirns, Typ-1-Diabetiker und Krebskranke (hier sind Rudolf Breuss und der Autor ganz anderer Ansicht. Die Breuss-Kur soll ja gerade diesen Kranken helfen, sich von dieser schlimmen Krankheit zu befreien. Vgl. »Die Krebskur-total nach Rudolf Breuss richtig gemacht«, Literatur-Verzeichnis).

Menschen mit psychischen Krankheiten sollten ihren Arzt befragen, bevor sie fasten.

Bekannte Arten des Heilfastens

Besonders Heilpraktiker und Heilpraktikerinnen fühlen sich dem Grundsatz des *Selbstheilungsprinzips* wie es Hippokrates und der heilige Ambrosius reklamieren, bis in die heutige Zeit verpflichtet.

Seitdem wurden die unterschiedlichsten Methoden entwickelt, nach denen eine Fastenkur durchgeführt werden kann:

- Das *Buchinger-Heilfasten* (Dr. med. Otto Buchinger, deutscher Arzt, 1878-1966) ist eine kalorienarme Trinkdiät, bei der zeitlich begrenzt (eine bis vier Wochen) auf feste Nahrung und Genussmittel verzichtet wird. Durch diese klassische Heilmethode können chronische und akute Krankheiten an ihren Wurzeln bekämpft und fast immer gelindert oder sogar völlig geheilt werden.

- Beim *Fasten nach Mayr* (Dr. med. Franz Xaver Mayr, österreichischer Arzt, 1875-1965) wird dem Körper mit Gemüsebrühe und Säften eine geringe Menge Kalorien, Vitamine und Mineralien zugeführt. Das verringert die Belastung für den Stoffwechsel. Hinzu kommen Einläufe, die der Darmreinigung dienen sollen.

- Beim *Saftfasten* werden über einen begrenzten Zeitraum ausschließlich Frucht- und Gemüsesäfte sowie Tees und Wasser getrunken. In Kombination mit Fitness-Übungen soll eine Verbesserung des persönlichen Gesundheitszustandes erzielt werden.

- Früchte-Fasten: Früchte (Obst und Gemüse) wirken mit ihrer Fülle an Vitaminen und Mineralstoffen wohltuend auf den menschlichen Körper. Nach einer bestimmten Methode werden die Früchte verzehrt und haben so eine dem Heilfasten vergleichbare Wirkung.

- Beim *eiweißergänzten (modifizierten) Fasten* wird täglich ein Quantum Buttermilch oder ein spezielles Eiweißkonzentrat (Ulmer Trunk) verzehrt. Dies soll große Eiweißverluste des Körpers verhindern und ihn veranlassen, mehr Fett als Eiweiß abzubauen.

- Bei der *Molke-Kur* wird auf die Aufnahme fester Nahrung verzichtet. Man nimmt über den Tag verteilt 1 Liter Molke zu sich (soll den Eiweißverlust des Körpers reduzieren), ferner 0,5 Liter Obstsaft (Vitamine, Mineralien, Kalorien) und 3 Liter stilles Wasser. Zusätzlich wird jeden Morgen ein Glas (0,2 Liter) Sauerkraut- oder Pflaumensaft getrunken. Dies soll den Darm »reinigen«.

- Beim *Basenfasten* kann man sich weiterhin richtig satt essen. Jedoch gibt es einen festen Plan, welche Nahrungsmittel man zu sich nehmen darf und welche nicht. Saure Lebensmittel wie Fleisch oder Milchprodukte sind zu meiden, und man sollte stattdessen ausschließlich basische Lebensmittel wie Obst oder Gemüse zu sich nehmen.

- Beim *Teefasten* wird auf feste Nahrung verzichtet, aber auch auf das Trinken von Säften. Man trinkt ausschließlich Tee und (kohlensäurearmes oder -freies) Wasser. Diese extremere Form des Fastens wird von Ärzten und einschlägigen Büchern nur vollkommen gesunden Menschen erlaubt bzw. empfohlen.

- Beim **Heilfasten nach Rudolf Breuss** wird auf die Aufnahme fester Nahrung verzichtet. Man nimmt im Wesentlichen verschiedene spezielle Tees und einen bestimmten Gemüsesaft zu sich. Das Heilfasten dauert bis zu sechs Wochen und dient sowohl der Regeneration des gesamten Körpers als auch der Heilung verschiedener Krankheiten. Wir werden dazu später mehr erfahren.

Wirkung des Heilfastens

Beim Heilfasten sinkt in aller Regel der Blutdruck, der Kreislauf und das Herz werden entlastet, der Körper wird entwässert und das Atmen wird leichter. Die Haut wird reiner, sie wird glatter. Heilfasten kann beispielsweise auch entzündliches Rheuma bessern.
Fasten regt, allgemein gesagt, das Immunsystem nicht nur an, es stärkt dies sogar. Ein Fakt, der nicht zu verachten ist. Dazu mehr im Kapitel 9, *Dauerauftrag: Immunsystem stärken*.

Alle durch die Ernährung beeinflussbaren Krankheiten können durch das Fasten positiv beeinflusst werden. Und da sehr, sehr viele

Krankheiten durch (falsches) Essen verursacht werden, gibt es eigentlich nichts besseres, als in regelmäßigen Abständen zu fasten.

Wesentlich für den gesundheitlichen Effekt des Fastens sind die Vorbereitungstage, die Darmentleerung und auch das Fastenbrechen mit einem vorsichtigen Kostaufbau bis hin zur neu definierten Normalkost (Kapitel 8).

❧

Dies sollte man sich vor dem Fasten fragen

Es ist meines Erachtens wichtig, dass man sich zunächst intensiv mit allen wichtigen Dingen rund ums Fasten beschäftigt. Eine Fastenkur erzielt nämlich nur dann nachhaltige Erfolge, wenn die innere Einstellung und die Erwartungshaltung gegenüber dieser Fasten-Kur positiv sind.

Man sollte sich deshalb vor dem Fasten fragen:

• Worauf muss ich besonders achten?
• Welche Begleiterscheinungen können auftreten?
• Wie lange darf und will ich fasten?
• Wann darf ich nicht fasten?
• Wann ist der richtige Zeitpunkt?
• Wie beende ich das Fasten?
• Wie ernähre ich mich nach dem Fasten?
• Warum will ich überhaupt fasten?

Hat man auf all diese Fragen und auf die Fragen, die sich sonst noch stellen, die richtige Antwort gefunden, so steht dem eigentlichen Fasten nichts mehr im Wege.

Dieses Buch soll Ihnen helfen, die richtigen Fragen zu stellen, und auch die richtigen Antworten zu finden.

Kapitel 3

Mehr als nur Heilfasten

Grundzüge des Breuss-Fastens

Beim Breuss-Fasten darf man nichts essen, sondern nur

• bestimmte Gemüsesäfte trinken,
• bestimmte Tees trinken,
• eine ganz spezielle »Mittagsmahlzeit« zu sich nehmen,
• zur Stärkung des Herzens Weißdorntropfen einnehmen.

Den Gemüsesaft kann man selber pressen, wenn man die Zutaten Rote Bete, Sellerie, Rettich, Möhren und Kartoffeln als Bio-Ware kaufen kann. Wenn man kein biologisch angebautes Gemüse bekommt, greift man auf die biologische »Breuss-Gemüsesaft-Mischung« zurück (Hersteller in Kapitel 13, *Einkaufen für die Breuss-Kur*). Auf dieses Thema komme ich noch zurück.

Obwohl die Breuss-Kur bisweilen auch »Saftkur« genannt wird, besteht sie aus den unverzichtbaren Komponenten Gemüsesaft, den dazugehörenden Tees (darauf komme ich später zu sprechen), Zwiebelsuppen-/Bohnenschalenbrühe und Weißdorntropfen – mehr nicht.

Wie ein normaler Kurtag abläuft

Vorbemerkung: Ob man die Tees und auch den Gemüsesaft am frühen Morgen oder bereits am Abend vorher bereitet, ist eine Frage der verfügbaren Zeit und an denjenigen, der diese Tätigkeit verrichtet (es muss ja nicht der Fastende selber sein. Nach meiner Meinung sollte er es aber sein, damit er die Kur echt »miterlebt«. Es lenkt ab und hilft, sich den Tag für seine eigenen Bedürfnisse zurecht zu legen).

In der Früh'

• Zuerst, auf nüchternen Magen, eine halbe Tasse Nierentee langsam kalt trinken.

• Zur Unterstützung der Herztätigkeit 20 bis 40 Weißdorntropfen einnehmen.

• Jetzt ist es an der Zeit, die Tees zuzubereiten, die nachher warm getrunken werden sollen.

• 30 bis 60 Minuten später 1 bis 2 Tassen warmen Salbeitee mit Johanniskraut, Pfefferminze und Melisse trinken.

• Und jetzt ist es auch Zeit, den Gemüsesaft zu pressen.

• Wieder nach 30 bis 60 Minuten ein *kleines* Schlückchen Gemüsesaft nehmen und nicht gleich schlucken, sondern gut einspeicheln!

• Nach etwa 15 bis 30 Minuten wieder ein kleines Schlückchen Gemüsesaft nehmen, je nach Hungergefühl.

Am Vormittag

• braucht man ungefähr 10-15-mal Gemüsesaft. Den Saft nur dann trinken, wenn man das Verlangen danach hat.

- Aber denken Sie daran: Das ist Ihre Nahrung! Deshalb *mindestens* 1/16 Liter, das ist eine halbe, normale Kaffeetasse, und *maximal* 1/4 Liter am Vormittag trinken.

- Dazwischen wieder Salbeitee trinken, der dann auch kalt getrunken werden kann, und man trinkt so viel man will.

- Aber immer daran denken: Alle Tees während der Kur stets **ohne Zucker!**

Zwischen Früh' und Mittag
- wären 4 bis 5 Stunden Zeit, in denen man theoretisch z. B. auch arbeiten gehen könnte oder zur Arbeit geht.

Mittags
- wieder eine halbe Tasse Nierentee langsam kalt trinken.

- Das »Mittagessen« sind 1 bis 2 Teller Zwiebelsuppenbrühe oder, falls der Fastende ein Leber- oder Gallenleiden haben sollte, alternativ 1 bis 2 Teller Bohnenschalenbrühe.

Nachmittags
- braucht man dann öfters ein kleines Schlückchen Gemüsesaft. Bis zu 1/2 Liter Saft darf man am Tag trinken.

Zwischen **Mittag** und **Abend**
- wären wieder 4 bis 5 Stunden Zeit, in denen man theoretisch auch arbeiten gehen könnte oder zur Arbeit gehen muss!

Abends
- vor dem Schlafengehen nochmals 1/2 Tasse Nierentee langsam kalt trinken (nur die ersten 3 Wochen der Kur).

- Zweckmäßigerweise bereitet man am Abend zumindest den Nierentee für den folgenden Tag, weil er ja morgens kalt getrunken werden soll.

Über den Tag hinweg

• trinkt man zusätzlich eine Tasse Storchenschnabelkrauttee, schluckweise kalt, und eine Tasse Ringelblumentee, wahlweise warm oder kalt. Man nimmt immer wieder mal ein Schlückchen, wenn man in der Küche oder am »Ess- bzw. Trinkplatz« vorbei kommt.

• und von der speziellen Tee-Mischung trinkt man mindestens eine Tasse, man kann aber so viel trinken, wie man will.

Wird aus Krankheitsgründen gefastet, so beachten Sie bitte die Aussagen in Kapitel 5.

༄

Die Wirkungsweise des Breuss-Fastens

Beim Breuss-Fasten wird dem Körper Eiweiß entzogen. Weil der Körper aber Eiweiß braucht, nage – so Breuss wörtlich – das eiweißhungrige Blut im Körper an allem Überflüssigen: an Wucherungen, an Fett, an Schlackeansammlungen, an Geschwülsten. Man nennt das Breuss-Fasten deshalb auch eine *Operation ohne Messer*.

Bei der Frühjahrskur, bei der Gewichtsreduzierung, bei der Regenerationskur und ganz speziell beim therapeutischen Heilfasten macht man sich dieses Geschehen zu Nutze: Der Körper reinigt sich selbst, scheidet Gifte aus und beseitigt Schlacken und sonstiges, was ihn unnötig belastet.

> *»Meine Erfahrungen an Hunderten von Fastenkuren haben mir immer wieder bewiesen, dass es nichts Tiefgreifenderes und Heilenderes gibt, als die freiwillige Enthaltung der Nahrung und das Wirkenlassen der inneren Heilkraft, die jeder Mensch in sich hat«.*
>
> Dr. med. Fritz Becker, Internist, Arzt für Naturheilverfahren, Berchtesgaden, im Alter von 87 Jahren über die Breuss-Kur.

Wie lange wird gefastet?

Dies ist sehr unterschiedlich, je nach Zielrichtung und gewünschtem Ergebnis. Meine Empfehlung hierzu lautet, auch in Abstimmung mit den Vorgaben des Rudolf Breuss:

- Die traditionelle Frühjahrskur dauert zwischen einer und drei Wochen, es ist aber nichts dagegen einzuwenden, die Kur auch länger durchzuführen,

- Für die Kur zur Regeneration des ganzen Körpers setzt man drei bis vier Wochen an, kann sie aber auch auf sechs Wochen verlängern.

- Die »Abmagerungskur« macht man – je nach Höhe des gewünschten Gewichtsverlustes – am besten zwischen drei und sechs Wochen,

- Für das Heilfasten zur Blutverbesserung und auch bei Gelenkleiden setzt man gleichfalls drei bis sechs Wochen an (eher mehr als weniger).

- Bei schweren Krankheiten sind für den Erfolg des Fastens exakt 42 Tage vonnöten.

Selbstverständlich – und das liegt in der Natur der Sache – »schlägt man« bei einer länger dauernden Kur »mehrere Fliegen« (sprich: Ziele der Kur) mit einer Klappe. Man macht also beispielsweise mit einer vierwöchigen Regenerationskur, im Frühjahr durchgeführt, gleich auch noch eine Frühjahrskur, eine Abmagerungskur und auch noch das Heilfasten zur Blutverbesserung und gegen Gelenkleiden mit.

Wahrhaft genial! Und bei sechs Wochen hat man sogar alle Ziele mit einem Mal erreicht.

Kapitel 4

Ihm verdanken wir das geniale Fasten

~∾~

Rudolf Breuss – Naturheiler und Mensch

Rudolf Breuss (1899-1990) aus Bludenz in Österreich war vierzig Jahre seines Lebens als Elektrotechniker tätig. Seine angeschlagene Gesundheit, die noch von seinem Einsatz im Ersten Weltkrieg, in Südtirol, herrührte, vereitelte 1924 seine Auswanderungspläne nach Übersee, vertiefte jedoch sein Interesse an der Naturheilkunde. Das ursprüngliche Fundament dazu waren für ihn die Lehren des Pfarrers Kneipp, die er an seinem eigenen Körper immer und immer wieder ausprobierte.

Schließlich widmete er sich ganz der Naturheilkunde und praktizierte als Augendiagnostiker, als Heilpraktiker, als Naturheilkundiger, als Heiler und als Volksmedizin-Experte.

Vor allem durch sein Standardwerk »Krebs, Leukämie und andere scheinbar unheilbare Krankheiten mit natürlichen Mitteln heilbar. Ratschläge zur Vorbeugung und Behandlung vieler Krankheiten«, wurde er bekannt. Dieses Buch ist inzwischen über eine Million mal in alle Welt verkauft worden.

In seinem Standardwerk lässt Breuss einen Mediziner, Dr. med. Fritz Becker, Internist, Arzt für Naturheilverfahren, aus Berchtesgaden zu Wort kommen, der über Breuss und das Breuss-Fasten schreibt:

»Breuss befindet sich im 87. Lebensjahr, genau wie ich, und verfügt, soweit ich mich informiert habe, über eine große Erfahrung auf dem Sektor der Volksmedizin. Aus diesem Grunde ist er wohl auch auf die von ihm herausgestellte, neuartige Form der Fastenkur gekommen. Fasten, und das dürfte für mich eine feststehende Tatsache sein, ist und bleibt nun einmal die wertvollste Behandlungsart, Krankheiten zu überwinden.«

»Breuss war einer der wenigen Heilkundigen«, so schreibt er weiter, »der dieser Kraft vertraute und die Fastenkur, wie sie uns von Dr. Otto Buchinger in den dreißiger Jahren gelehrt wurde, im weitgehendsten Sinne zu verbessern und sie unserer heutigen Zivilisation anzupassen versuchte.

Wir begehen heute insofern einen Fehler, indem wir uns immer noch zu sehr an die seinerzeitigen Angaben von Buchinger und auch von Waerland (Red.: Are Waerland »Befreiung aus dem Hexenkessel der Krankheiten«, Band I und II, Humata-Verlag, Bern) klammern, Säfte geben und die Kur nicht mit den entsprechenden Kräutern kombinieren.«

So weit die Bemerkungen des Dr. Becker.

Mindestens genauso bekannt wie durch seine Gemüsesaft- und Teekur wurde Breuss durch seine Bandscheibenmethoden. Sein »schmerzloses Einrichten der Wirbelsäule nach Rudolf Breuss« wird inzwischen von vielen Therapeuten angewandt und erfährt auch heute noch immer größere Bekanntheit, Beliebtheit und Verbreitung. In Verbindung mit der Dorn-Therapie bietet sich die Breuss-Massage, die durchaus auch als Wohlfühl-Massage bezeichnet werden kann, geradezu an, der doch eher schmerzhaften Dorn-Therapie vorgeschaltet zu werden. Da ich beide Methoden beherrsche, weiß ich, wovon ich spreche. Breuss sagt übrigens, dass er über 7.200 Patienten mit seiner Wirbelsäulen-Therapie von ihren Rückenleiden befreien konnte.

Kapitel 5

Die Breuss-Fasten-Kuren

1. Frühjahrskur

Wenn nach dem kalten Winter die Natur wieder erwacht, fühlen auch Sie Ihre Energien wieder wachsen ...

Und wenn dem nicht so ist? Wenn Sie über den Winter »aus der Form geraten« sind? Wie bringen Sie sich dann wieder in Form?

Machen Sie doch eine Kur für Körper, Geist und Seele! Machen Sie ganz einfach die Breuss-Kur – als Frühjahrskur!

Stecken Sie sich Ziele

Wie wäre es, wenn

• Sie nach dem Motto »Weg mit dem Winterspeck« nach dem Fasten einige »Kilöchen« weniger Gewicht hätten?

• das Fasten eine »Kur für die Seele« wäre, besinnlich und anregend, erholsam und aufbauend ...?

- Sie mit der »Kosmetik von innen« durch das Fasten eine glatte, schöne Haut bekommen?

- das Fasten Sie belebt? Ihnen neue Energie bringt? Sie entschlackt und Ihre Figur strafft?

- Sie das Fasten wieder ins seelische Gleichgewicht bringt?

- das eine oder andere kleine Wehwehchen mit dem Ende des Fastens auch gleich mit Adieu gesagt hat?

Die Breuss-Kur hilft Ihnen, Ihre gesteckten Ziele zu erreichen.

Fixieren Sie Dauer und Zeitraum

Nachdem Sie sich entschlossen haben, eine Frühjahrskur zu machen, bleibt nur noch, den richtigen Zeitpunkt für den Beginn zu wählen. Gehen Sie dabei von diesen Werten aus:

- Dauer der Kur: 8 bis 14 Tage

- Zeitraum: Legen Sie die Kur so, dass möglichst keine größeren Familienfeiern und sonstige Festivitäten stattfinden, an denen Sie teilnehmen möchten oder sollten. Sie dürfen und wollen ja nichts essen. Es sollten auch keine Reisen anstehen, mit den Tees und dem Gemüsesaft tun Sie sich nur unnütz schwer. Arbeiten, sowohl im Haus als auch außerhalb des Hauses, können Sie problemlos. Hilfen dazu in Kapitel 7.

Werden Sie aktiv!

Während des Fastens ist es ganz wichtig, sich viel an der frischen Luft zu bewegen. Rudolf Breuss sagt dazu kurz und bündig: »Viel Bewegung an frischer Luft!«

Unter »Bewegung an frischer Luft« versteht Breuss eine sportliche Betätigung, nicht nur spazierengehen. Ins Schwitzen darf man ruhig kommen!

Schauen Sie zu diesem Thema auch ins Kapitel 7, »Raus an die frische Luft!«

Verwöhnen Sie sich!

Wie wäre es mit

- zwei, drei Wohlfühlmassagen (fragen Sie doch den Masseur oder die Masseurin nach der Breuss-Massage) während des Fastens?

- ausgedehnten Wanderungen am Wochenende?

- einem Ausflug in die nähere oder weitere Umgebung?

- wohligen Kleopatra-Vollbädern (richtig gemacht ist das Wellness pur!), statt nur kurz zu duschen?

Erfahrungen mit der Frühjahrskur

Monika N. (43) aus Mengen, berichtet über ihre erste Frühjahrskur nach Rudolf Breuss: »Das Fasten fiel mir echt leicht. Ich hatte nie ein Hungergefühl und war voller Tatendrang. Nach diesen 14 Tagen fühle ich mich ausgesprochen leicht, beschwingt und einfach wohl. Die Haut sieht frisch und gesund aus, meine rheumatischen Beschwerden sind fast weg und meine Lebensqualität ist dadurch gestiegen.

Dass ich darüber hinaus auch noch 4,2 kg abgenommen habe, finde ich ganz toll und möchte das neue Gewicht zumindest bis in den Sommer hinein halten.

Während der Kur habe ich ein ganz neues Gefühl für meinen Körper bekommen, und ich habe gemerkt, dass nur ich ihm wirklich helfen kann.«

Was will man mehr von einer Frühjahrskur?

Der Sommer kann kommen.

2. Regenerationskur für den ganzen Körper

Haben Sie manchmal auch das Gefühl, dass es so nicht weitergehen kann? Zu viel Stress, Sie fühlen sich abgeschlagen. Zu wenig Energie, keine innere Balance.

Fehlende Zufriedenheit? Sie haben darüber hinaus auch noch ein paar Kilo zu viel?

In diesem Moment treffen Sie Ihren Freund, von dem Sie wissen, dass er derzeit fastet, und fragen ihn, warum er dies tut.

»Du fragst, warum ich faste?« Der Freund lacht: »Weil ich spüre: Das tut meinem Körper einfach gut. Und meinem Kopf auch. Ich fühle mich leicht und beschwingt. Und nehme ganz nebenbei ein bisschen ab. Tut mir echt gut«.

Sie könnten zum Arzt gehen und sich Tabletten verschreiben oder Spritzen geben lassen. Doch Sie denken nach und Ihnen fällt ein: Fasten liegt voll im Trend – und Sie beschließen: Was Gerd kann, das kann ich auch!

Gewinnen Sie Ihr Wohlbefinden zurück!

Wie wäre es, wenn

- Sie Ihren Körper wieder Mal so richtig auf »Null« zurückdrehen könnten?

- das Fasten wie ein »Reset« auf Ihren ganzen Körper wirkt? Vom Kopf bis zu den Füßen?
  Der Ausdruck »Reset« kommt aus der EDV, meint: zurücksetzen und bezeichnet einen Vorgang, durch den ein Computer-System in einen definierten Zustand gebracht wird. Dies kann erforderlich sein, wenn das System nicht mehr vorschriftsmäßig funktioniert und auf normale Eingaben nicht mehr reagiert.

Das Breuss-Kur hilft Ihnen, die selbst gesteckten Ziele zu erreichen!

Wählen Sie die Dauer und den Zeitraum der Kur

Nachdem Sie sich für eine Regenerationskur entschieden haben, gilt es nun, den richtigen Zeitpunkt für den Beginn und die Dauer zu wählen. Gehen Sie dabei von diesen Werten aus:

• Dauer der Kur: 3 bis 6 Wochen

• Zeitraum: Einschränkungen wie bei der Frühjahrskur, nur eben länger.

Raus an die frische Luft!

Gehen Sie raus an die frische Luft. Eine Stunde pro Tag sollten es schon sein. Vielleicht lernen oder praktizieren Sie mal das Nordic Walking?

Gönnen Sie sich was!

Wie wäre es mit

• der einen oder anderen Wohlfühlmassage während des Fastens?
• wohligen Aromabädern mit verführerischen Düften?
• dem einen oder anderen Konzert- oder Theaterbesuch?

Erfahrungen mit der Regenerationskur

Elisabeth M. aus Herbertingen, die kurz vor einer lang geplanten Weltreise stand, hatte noch Zeit, sich einem meiner Fasten-Seminare anzuschließen und für drei Wochen in der Gruppe eine Regenerationskur zu machen. Sie wollte fit sein für die vor ihr liegenden Strapazen der Reise.

Da wir uns stets am Samstag trafen, um unsere Erfahrungen auszutauschen und vielleicht auch Hilfestellung zu geben, kam sie nach den drei Wochen abschließend zu unserem Treff, um sich zu verabschieden.

Sie berichtete nach ihrer dreiwöchigen Kur, bei der sie fast 10 Kg abgenommen, bei der sie sich sehr, sehr wohl gefühlt und nie Hunger verspürt hatte, dass ihr Hausarzt nach eingehender Untersuchung folgende, sehr interessante Äußerung gemacht habe:

>*Liebe Frau, werfen Sie bitte alle Medikamente weg,*
die Sie im Hause haben. Die brauchen Sie alle nicht mehr!<

Ein besseres Ergebnis nach einer 3-Wochen-Kur kann man ja nun wirklich nicht erwarten. Oder?

Elisabeth M. fühlte sich nach der Breuss-Kur nicht nur gesund, sie war es auch. Sie war fit für die Reise.

* * *

Karl E. aus Ostrach, von Hause aus recht drahtig und schlank, berichtet, dass er während seiner dreiwöchigen Kur, bei der er immerhin 12,5 Kg abnahm, »vor Energie schier geplatzt« sei. Als selbstständiger Kaufmann war er in der Regel von morgens um 7 bis abends um 20 Uhr im Geschäft. – Das war vor der Kur.

Während der Kur sei er voller Tatendrang täglich bereits von 5 Uhr morgens bis 10 Uhr abends unterwegs gewesen, habe zusätzlich, was er sonst noch nie gemacht habe, seine Familie verwöhnt, habe beispielsweise täglich das Frühstück fürstlich bereitet und eingedeckt sowie, das Mittagessen und auch das Abendessen mit gleicher Liebe zelebriert. Seine Frau und seine Kinder fühlten sich tatsächlich »wie im Hilton«.
Seine Mitarbeiterinnen und Mitarbeiter im Supermarkt berichteten zudem, dass Karl noch nie so ausgeglichen und stets freundlich gewesen sei.

Für mich eine schier unglaubliche Story. Aber Tatsache.

Was Endorphine oder Glückshormone bewirken können ...

3. Gewichtsreduktions-Kur

Sie fühlen sich zu dick? Ihre Kleidung kneift, oder der Reißverschluss geht nicht mehr zu? Sie können sich im Bett schon nicht mehr so leicht umdrehen? Das Treppensteigen fällt Ihnen auch schwer?

Dann ist es an der Zeit für eine Reduzierung Ihres Gewichtes, fürs Abnehmen!

Der Body-Mass-Index – BMI

Stellen Sie sich zunächst die Frage: Fühle ich mich nur übergewichtig, oder bin ich es denn tatsächlich?

Rechnen Sie zur Antwort auf diese Frage einfach Ihren ganz persönlichen Body-Mass-Index aus. Und das geht so:

$$\text{Körpermassenzahl} = \frac{\text{Masse}}{\text{Größe}^2}$$

Die »Körpermassenzahl« ist der zu berechnende BMI, also das Ergebnis, wenn Sie die »Masse«, das ist Ihr Gewicht in Kilogramm, durch das Quadrat Ihrer Körpergröße in Metern teilen.

Ein Beispiel: Sie wiegen 89,5 Kg bei einer Größe von 1,70 Metern. Berechnung: Zunächst rechnen Sie 1,7x1,7 und erhalten als Zwischenergebnis 2,89.

Nun teilen Sie 89,5 durch 2,89 und erhalten 30,96 als Ihren BMI.

In der nachfolgenden Tabelle sehen Sie dann, dass Sie nicht nur übergewichtig sind, sondern sogar fettleibig, wenn auch nur ganz knapp.

Kategorie	BMI-Wert
kritisches Untergewicht	< 16
Untergewicht	16 – 20
Normalgewicht	20 – 25
Übergewicht	25 – 30
Adipositas*) Grad I	30 – 35
Adipositas*) Grad II	35 – 40
Adipositas*) Grad III	> 40
*) Fettleibigkeit	

Jetzt kommt Ihr Alter zum Tragen: Gehen Sie nun mit Ihren 33 Jahren und Ihrem BMI von 30,96 in diese Tabelle, die Ihr Alter berücksichtigt:

Alter (Jahre)	BMI-Idealwert
19 – 24	19 – 24
25 – 34	20 – 25
35 – 44	21 – 26
45 – 54	22 – 27
55 – 64	23 – 28
> 64	24 – 29

Sie sehen, dass Sie derzeit mindestens 5,96, also knapp 6 Kilogramm von Ihrem Idealwert entfernt sind.

Lassen Sie mich an dieser Stelle ergänzen: Der BMI als Messlatte für normales Körpergewicht ist relativ umstritten, alternativ wird deshalb auch der Körperfettanteil oder das Taille-Hüft-Verhältnis (Waist-Hip-Ratio) berücksichtigt. Darauf möchte ich aber nicht eingehen. Lassen wir es beim BMI.

Wenn ich das richtig sehe, möchten Sie möglichst bald Ihr Idealgewicht, Ihr Traumgewicht – wieder – haben und entschließen sich, dafür etwas zu tun: Sie machen das Breuss-Fasten zur Gewichtsreduzierung.

Stecken Sie sich erreichbare Ziele

Wie wäre es, wenn

- Sie mit der Breuss-Kur »in einem Rutsch« diese 6 Kilo abnehmen würden?

- Sie sich Zeit lassen und dieses Vorhaben in zwei zeitlich getrennten Fastenperioden erreichen würden?

- Sie mehr als diese 6 Kilogramm abnehmen, um Ihr Idealgewicht nicht nur »anzukratzen«, sondern mit etwas Puffer auch erreichen, also eine Reduzierung um 8 bis 10 Kilos ins Auge fassen?

Was man in kürzester Zeit »abspecken« kann, steht in meinem Kur-Tagebuch. Bei mir waren das:

nach einer Woche:	4,5 kg,
nach zwei Wochen:	8,5 kg,
nach drei Wochen:	14,0 kg,
nach vier Wochen:	17,5 kg,
nach sechs Wochen:	20,0 kg.

Man sollte dabei aber berücksichtigen, dass ich während der Kur viel Sport getrieben habe und mich auch körperlich stark betätigte (Bau der Kräuterspirale!).

Bleiben Sie also realistisch, und stecken Sie sich ein erreichbares Ziel. In Ihrem Falle würde ich drei Wochen als Maximum vorschlagen wollen. In diesen drei Wochen können Sie davon ausgehen, 6 bis 9 Kilogramm abzunehmen.

Wie dem auch sei, wie Sie sich auch entscheiden sollten, das Breuss-Fasten, bei dem Sie keinen Hunger verspüren werden, hilft Ihnen, Ihr letztlich gestecktes Ziel zu erreichen.

Legen Sie die Eckdaten fest

Nachdem Sie sich entschlossen haben, Ihr Gewicht zu reduzieren, bleibt nur noch, den richtigen Zeitpunkt für den Beginn und die Dauer zu fixieren. Gehen Sie dabei von diesen Werten aus:

• Dauer der Kur normalerweise: 14 Tage bis 6 Wochen mit der Reduktion Ihres Gewichtes um 3 bis 20 Kg.

• Wenn Sie meinem Vorschlag folgen, so werden Sie drei Wochen fasten. In diesen 3 Wochen können Sie mit einem Gewichtsverlust von rund 6 bis 9 Kilogramm rechnen. Das hängt natürlich von Ihrem körperlichen Zustand ab, von Ihrem BMI (je höher der ist, desto mehr werden Sie abnehmen) und auch davon, wie intensiv Sie sich in diesen drei Wochen bewegen.

• Zum Zeitraum für das Fasten: Auch hier gelten dieselben Einschränkungen.

Treiben Sie Sport an der frischen Luft!

Nicht nur wegen der Gewichtsreduktion sollten Sie während des Fastens – und natürlich nach der Fastenkur weiter – vermehrt Sport an der frischen Luft treiben. Sie werden sich nach der sportlichen Betätigung richtig wohl fühlen und bekommen zudem noch eine straffe, gesunde Haut sowie eine frische Gesichtsfarbe! Mehr zu diesem Thema in Kapitel 7, *Raus an die frische Luft!*

Verhätscheln Sie sich!

Wie wäre es mit

• Meditation und Wohlfühlmassagen während des Fastens?

- ab und zu einem Rosenblütenbad oder einer Moorpackung?

- Stressabbau durch autogenes Training, durch Yoga oder durch Qigong?

Stellen Sie Ihr Leben um!

Was nützt es Ihnen, wenn Sie mühsam 6 bis 9 Kilogramm abnehmen, wenn die Waage ein paar Wochen später wieder das alte Übergewicht anzeigt? Wenn Ihre Kleidung wieder kneift oder der Reißverschluss wieder nicht mehr zugeht?

Sie dürfen nicht mehr in den »alten Trott« zurückfallen! Prüfen Sie, woran es lag, dass Sie in den Kreis der Übergewichtigen, ja sogar bei den Fettleibigen landeten. Stellen Sie Ihre Ernährung um, verzichten Sie auf die eine oder andere Tafel Schokolade oder den Schoko-Riegel. Vorschläge, die Ihnen helfen können, finden Sie in den Kapiteln 8 und 9.

Erfahrungen mit der Gewichtsreduktion

Ruth W. aus Pfullendorf hat im Herbst 2005 während ihres sechswöchigen Fastens 15 Kilogramm abgenommen und sich dabei stets sehr wohl gefühlt.

Mitten in ihrer Fastenzeit hat sie eine einwöchige Krise überwinden müssen, die durch eine Laserbehandlung Ihrer Zähne verursacht worden war. Ihr ging es echt schlecht. Hätte sie gewusst, was auf sie zukam, und hätte sie beachtet, was Rudolf Breuss zur Einnahme von Medikamenten und zum Verabreichen von Spritzen während des Fastens sagt, so hätte sie die durchaus verschiebbare Zahnbehandlung mit Sicherheit auf »nach der Kur« verschoben.

Jetzt, nach erfolgreich durchgestandener Breuss-Kur, geht es ihr nach eigenem Bekunden blendend. Die kurzzeitige Krise hat sie weggesteckt und möchte das Wohlbefinden während und nach dem Fasten absolut nicht missen.

Da kann man nur gratulieren!

4. Therapeutisches Heilfasten

Tiere fasten bei Krankheiten so lange, bis sie wieder vollständig gesund sind. Auch für uns Menschen ist das Heilfasten sehr hilfreich. Ohne die sonst energiefressende Verdauungsarbeit leisten zu müssen, können Körper und Geist die vorhandene Energie besser zur Bewältigung von Reinigungs- und Heilungsvorgängen einsetzten. Allerdings sind uns diese natürlichen Verhaltensweisen mehr und mehr abhanden gekommen, beziehungsweise abtrainiert worden.

Am ehesten findet man solche Reaktionen noch bei Kindern während akuter Infektionskrankheiten. Sie verweigern die Nahrungsaufnahme oft aus einem inneren Bedürfnis heraus. In der Regel folgt dann der gut gemeinte Rat, doch etwas zu essen, um »schneller wieder zu Kräften« zu kommen – das ist zwar ein bekannter Ratschlag, aber kein guter.

Nicht nur bei akuten, sondern auch bei chronischen Erkrankungen und Leiden ist das Heilfasten ein hilfreiches natürliches Heilmittel. Wie bereits ausgeführt, kann sich der Körper beim Fasten besser auf Regenerations- und Reparaturvorgänge konzentrieren. Viele chronischen Entzündungen, zum Beispiel der Nase und ihrer Nebenhöhlen, der Bronchien, des Magen-Darmtraktes, der Muskeln und Gelenke, der Harnwege und auch des Unterleibs können durch regelmäßige Fastenperioden ausgeheilt oder zumindest gelindert werden.

Ist allerdings bereits viel Gewebe zerstört worden, z. B. bei deformierten Gelenken, kann selbstverständlich keine vollständige Heilung mehr erreicht, jedoch können die Beschwerden oft gelindert werden.

Auch einer Infektanfälligkeit kann durch Fasten abgeholfen werden. Das Immunsystem lernt wieder, auf Krankheitserreger schneller und kräftiger zu reagieren, so dass Infektionen nicht mehr so schnell, so heftig und so häufig auftreten (eine Tumorerkrankung ist ebenso ein zu schwaches Reagieren des Immunsystems auf das Entstehen von Krebszellen in unserem Körper).

Den umgekehrten Fall, eine zu starke und teils fehlgerichtete Reaktion auf fremde oder körpereigene Substanzen, stellen die verschiedenen Formen der Allergien dar. Fasten wirkt in dieser Situation dämpfend auf die überschießenden Reaktionen des Immunsystems. Bereits bestehende allergische Beschwerden wie z. B. Heuschnupfen lassen sich durch Fasten lindern.

Vorbeugendes Fasten ist oft noch hilfreicher, zum Beispiel im Frühjahr vor Beginn der Pollensaison.

Viele akute und chronische Beschwerden und Krankheiten können in ihrem Verlauf positiv beeinflusst werden, so zum Beispiel:

• Allergien
• Arteriosklerose (Arterienverkalkung)
• Arthrosen
• Atemnot
• Autoimmunerkrankungen
• Bluthochdruck und niedriger Blutdruck
• Darmträgheit, Darmentzündungen
• Durchfallerkrankungen
• Depressionen
• Diabetes (Zuckerkrankheit)
• Durchblutungsstörungen
• Entzündungen (Nase, Nasen-Nebenhöhlen, Bronchien, Harnblase etc.)
• Fettstoffwechselstörungen (zu hohe Blutfette, Cholesterin)
• Gallenleiden
• Gefäßverengung
• Gelenkbeschwerden
• Gicht
• Gliederschmerzen

- Hautkrankheiten
- Herzbeschwerden
- Heuschnupfen
- hormonelle Störungen
- Infektanfälligkeit
- Kopfschmerzen
- Krebsleiden
- Leberleiden
- Leukämie
- Lungentuberkulose
- Lustlosigkeit
- Magen- und Darmerkrankungen
- Müdigkeit, chronische
- Migräne
- Multiplesklerose M. S.
- Muskelverspannungen
- Nervosität, Gereiztheit
- Neurodermitis
- Pilzerkrankungen
- rheumatische Erkrankungen
- Rücken- und Kreuzschmerzen
- Schlafstörungen und Anlaufschwierigkeiten
- Schuppenflechte
- Übergewicht
- unangenehme Körperausdünstungen
- Vergesslichkeit
- Verdauungsstörungen
- Zungenbelag und Mundgeruch

Vertrauen Sie der Heilkraft des Fastens

Wie wäre es, wenn

• sich Ihr chronisches Gallenleiden bessern würde?

• Ihre akuten Kopfschmerzen nicht nur gemindert wären, sondern ganz verschwinden würden?

• sich Ihre Cholesterinwerte merklich senken würden?

Sie von diesen Krankheiten zu befreien, oder diese merklich zu lindern, wäre sicherlich ein toller Erfolg des Fastens. Garantieren kann Ihnen diesen Erfolg aber keiner. Haben Sie deshalb einfach Vertrauen in die Breuss-Kur – wie schon viele vor Ihnen.

Setzen Sie sich das Ziel, genau jene Krankheit zu besiegen, die Ihnen schon immer oder in letzter Zeit schon so oft Probleme und Schmerzen bereitet hat.

Das Breuss-Fasten wird Ihnen hierbei helfen, die gesteckten Ziele zu erreichen.

Termin und Dauer

Gehen Sie von diesen Werten aus:

• Dauer des Fastens: Zwischen vier und sechs Wochen, am besten wäre es, die sechs Wochen voll zu fasten.

• Zeitraum: Wie schon aufgezeigt, sollten Sie sich auf das Fasten konzentrieren können, also während der Kur sollten keine großen Feste oder gar Reisen anstehen.

Suchen Sie sich die richtige Sportart!

Wenn Sie bislang wenig Sport getrieben haben, wäre es jetzt an der Zeit, dies zu ändern und sich die richtige Sportart zu suchen, bei der Sie nun täglich zumindest eine halbe Stunde an der frischen Luft sind.

Belohnen Sie sich!

Wie wäre es mit

• ein, zwei Wellness-Tagen pro Woche?

• Entspannung bei leiser Musik und einem guten Buch?

• hin und wieder einem Besuch im Hallenbad oder in der Therme?

Erfahrungen mit dem therapeutischen Heilfasten

Wolfgang W. aus Rastatt, selbstständiger Kaufmann, litt unter einer sehr, sehr seltenen Krankheit, die es ihm in den letzten Jahren lediglich erlaubte, sich täglich nur rund eine (!) Stunde um sein Geschäft zu kümmern. Von anderen Begleitumständen ganz zu schweigen. Medikamente gegen diese Krankheit waren und sind nicht erhältlich, weil es sich wegen der Seltenheit dieser Krankheit für die Pharma-Industrie nicht lohnt, ein Medikament zu entwickeln.

W. machte das Heilfasten nach Breuss in unserer Gruppe und schon nach einer Woche (!) berichtete er, dass er nun in der Lage sei, 12 (!) Stunden pro Tag zu arbeiten, sich um sein Geschäft zu kümmern. Er blühte förmlich auf.
Für mich war es schier ein Wunder, erleben zu dürfen, wie ein Mensch bereits nach einer einzigen Woche Breuss-Fasten plötzlich in der Lage war, wieder normal zu arbeiten.

Das hielt nicht nur an, bis die Kur zu Ende war, sondern bis zum heutigen Tage. Wolfgang W. hat nämlich seine Lebensweise umgestellt:

Weil ihm das Weglassen des tierischen Eiweißes beim Heilfasten nach Breuss geholfen hatte, änderte er konsequenterweise seine Essgewohnheiten. Mit durchschlagendem Erfolg. Er ist wieder voll im »Geschäft« und fühlt sich bestens.

5. Heilfasten zur Blutverbesserung

Wenn Ihnen Ihr Arzt sagt und auf dem Laborbericht auch zeigt, dass Ihre Blutwerte nicht die besten sind, könnte es sein, dass er Ihnen die verschiedensten Medikamente verschreiben will, damit die Werte wieder »in Ordnung« sind.

Er wird Ihnen kaum sagen, dass Sie vielleicht Ihr Leben umstellen sollten, dass Sie mehr Sport treiben sollten, dass Sie weniger Fleisch essen sollten, dass Sie gar kein Schweinefleisch mehr essen sollten, dass Sie mehr Gemüse, mehr Fisch essen sollten und vieles mehr.

Jetzt haben Sie die Wahl: Entweder Sie schlucken die Pillen, Säfte und Pülverchen, oder aber Sie gehen in sich und machen Heilfasten, Heilfasten nach Rudolf Breuss – und lassen sich die Werte nach der »Halbzeit« des Fastens und nach dessen Ende (Vorschlag: 14 Tage nach dem letzten Fastentag) vom Arzt geben.

Sie vergeben sich ja nichts mit dem Fasten, sondern Sie tun dem Körper und dem Geist etwas Gutes.

In der Tradition von Sebastian Kneipp

Wenn Sie sich also entschließen, das Fasten nach Rudolf Breuss wegen der Reinigung Ihres Blutes zu machen, statt Pillen und Pülverchen zu schlucken, so könnte es sein, dass Ihr Arzt das für ausgemachten Unsinn hält.

Für Sebastian Kneipp aber zum Beispiel, auf den sich Breuss auch des Öfteren bezieht, war eine Blutreinigung ein ganz wesentlicher Faktor zur Heilung von Krankheiten. Kneipp schrieb:

Einen Kranken gesund machen, heißt alle Krankheitsstoffe in seinem Körper auflösen und ausleiten und seine Natur von allen schädlichen und Verderben bringenden Stoffen zu befreien.

Geben Sie Ihrer Hoffnung Ausdruck

Wie wäre es, wenn sich

• Ihre Blutwerte zumindest partiell durch das Fasten verbessern?

• Ihre Blutwerte durch das Fasten sogar im Gesamtbild deutlich verbessern?

Es wäre schön, aber eine Garantie dazu kann Ihnen niemand geben. Auch ich nicht.

Ich würde es an Ihrer Stelle aber versuchen, denn – wie bereits gesagt – Sie vergeben sich ja nichts, leben während der Fastenzeit von »guten Sachen«, sparen Geld, denn die Kur ist weit billiger als die normale Ernährung mit den vielen, zusätzlichen »Genussmitteln«, auf die Sie ja während des Fastens verzichten (müssen).

Das Breuss-Kur hilft Ihnen auch bei diesem Fasten, Ihre realistisch gesteckten Ziele zu erreichen.

Möglichst nächste Woche beginnen!

Nachdem Sie sich entschlossen haben, ein Heilfasten zur Blutverbesserung zu machen, sollten Sie den richtigen Zeitpunkt für dessen Beginn (möglichst zeitnah!) und die Dauer festlegen.

Gehen Sie dabei von diesen Werten aus:

• Dauer des Fastens: möglichst 6 Wochen
• Zeitraum, Sie wissen schon: keine größeren Familienfeiern und keine größeren Reisen!

Viel Sport an frischer Luft!

Wie Rudolf Breuss schon richtig sagt, ist es während des Fastens ganz wichtig, sich viel an frischer Luft zu bewegen. Entweder Sport treiben oder ausgiebige Spaziergänge in flottem Schritt heißt die Devise.

Schauen Sie zu diesem Thema auch ins Kapitel 7.

Belohnen und verwöhnen Sie sich!

Wie wäre es mit

• der einen oder anderen Wohlfühlmassage während des Fastens?

• dem einen oder anderen wohligen Kräuterbad oder einem Bad mit Totem Meer-Salz?

• dem einen oder anderen Konzert- oder Theaterbesuch?

• Wandern am Wochenende oder einem schönen Ausflug ins Grüne mit der Familie?

Erfahrungen mit der Blutverbesserung

In zwei Fastenseminaren, im Herbst 2005 und im Frühjahr 2006, mit insgesamt zwanzig Teilnehmerinnen und Teilnehmern konnte ich erleben, wie wirksam das Heilfasten nach Rudolf Breuss wirklich ist.

Nicht nur Wolfgang W. konnte von seinen eklatanten Verbesserungen berichten. Auch andere Telnehmer hatten nach der Kur wesentlich bessere Blutwerte als vor der Kur.

Wichtig aber ist, dass nach dem Fasten die Lebensweise und – ganz wichtig – die Ernährungsweise umgestellt wird, damit nicht über kurz oder lang die alten Werte wieder davon zeugen, dass Sie sich ungesund ernähren, dass Sie ungesund leben.

＊ ＊ ＊

Eddi W. aus Pfullendorf, selbstständiger Handwerksmeister, berichtete, dass er während seiner sechswöchigen Kur durchschnittlich 12 bis 15 Stunden im Geschäft gearbeitet und sich stets überaus leistungsfähig gefühlt habe, obwohl – oder soll man sagen, weil – er täglich zusätzlich Sport getrieben und insgesamt 19,8 Kilogramm Gewicht verloren habe. Er fand während seiner Kur nicht nur die Zeit, Routinearbeiten rund um die Uhr zu erledigen, nein, er war zudem oft unterwegs, um Kunden oder Leute, die es werden wollten, zu besuchen, zu beraten und zu Abschlüssen zu bewegen. Wurde er, wie bei diesen Gelegenheiten meist der Fall, zu 'ner Tasse Kaffee oder Tee eingeladen, so zückte er nach einer kurzen Erläuterung seine mitgeführte Tee-Spezialmischung aus der Aktentasche und ließ sich den Tee schmecken.

Die vom Arzt gemessenen Werte vor, mittig und nach der Kur belegen übrigens, dass sich das Fasten gelohnt hat. Eddi W. sprach und spricht auch heute noch bei seiner Breuss-Kur von einem »Reset« für seinen ganzen Körper.

Während seiner 6-wöchigen Kur brachte er rund zwanzig meiner Bücher an die Frau bzw. an den Mann. Herzlichen Dank dafür an dieser Stelle.

Es ist schon toll, das meine ich, was man mit sechs Wochen Selbstdisziplin erreichen kann!

6. Heilfasten bei Gelenkleiden

In Verbindung mit einer ganz speziellen Badekur hilft das Heilfasten nach Rudolf Breuss auch bei:

• Arthritis,

• Arthrose (zerstörende Gelenksentzündungen),

• Coxarthrose (Hüftgelenksleiden),

• Osteoporose (Knochenentkalkung) und bei

• Spondylarthrose (Brust- und Lendenwirbelabnützung).

Bei all' diesen Gelenkleiden nimmt man neben dem Fasten Vollbäder aus Zinnkraut, Heublumen oder Haferstroh.

Machen Sie also das Breuss-Fasten, um Ihren Gelenken – und damit auch sich selbst – etwas Gutes zukommen zu lassen.

Ist bereits viel Gewebe zerstört worden, z. B. bei deformierten Gelenken, kann selbstverständlich keine vollständige Heilung mehr erreicht werden, jedoch oft eine Beschwerdelinderung.

Gewinnen Sie Ihre Beweglichkeit zurück!

Wie wäre es, wenn

• Ihre Gelenkschmerzen – auch ohne Spritzen – nachlassen oder gar ganz verschwinden?

• die Kur Ihnen die volle Beweglichkeit zurückbringt?

Die Badekur in Verbindung mit dem Breuss-Fasten wird Ihnen helfen, diese Ziele zu erreichen.

Dauer und Zeitraum

Nachdem Sie sich entschlossen haben, zur Linderung Ihrer Gelenk-schmerzen zu fasten, bleibt nur noch, den richtigen Zeitraum zu wählen. Gehen Sie dabei von diesen Werten aus:

- Drei Wochen sollte man schon fasten, vier oder sechs Wochen wä-ren aber noch besser.

- Zeitraum: Bei der Badekur gelten dieselben Einschränkungen wie bei den bereits vorgestellten Fastenarten.

Die Badekur

Das Zinnkraut (Schachtelhalmkraut) pflücken Sie selbst oder erhal-ten es, genauso wie die Heublumen und das Haferstroh, im Reform-haus. Pro Vollbad nehmen Sie entweder

- 200 bis 300 Gramm Zinnkraut (botanisch Equiseti herba), kochen es 10 Minuten und sieben es dann ins Badewasser, oder

- 200 bis 300 Gramm Heublumen (bot. Graminis flos), brühen diese mit kochendem Wasser auf, lassen sie dann 10 Minuten ziehen und sieben sie dann ins Badewasser, oder

- 200 bis 300 Gramm Haferstroh (bot. Avena sativa), brühen dieses mit kochendem Wasser auf, lassen es dann 10 Minuten ziehen und sieben es dann ins Badewasser.

Alle drei Bäder sollten Sie im Wechsel machen, also zunächst ein Zinnkrautbad, Tage später ein Heublumenbad und wieder Tage spä-ter ein Haferstrohbad. Dann geht es wieder von vorne los: Ein Zinn-krautbad, ein Heublumenbad, ein Haferstrohbad ...

Ob Sie nun täglich oder nur alle drei, vier Tage ein Vollbad mit diesen Kräutern nehmen, bleibt selbstverständlich Ihnen überlassen. Probieren Sie es einfach aus, und fühlen Sie, was Ihr Körper, was Ihre Gelenke zu den Bädern »sagen«. Fühlen Sie sich wohl, wovon ich ausgehe, so baden Sie eben öfter.

Der von Rudolf Breuss empfohlene Badezusatz »Haubenschmid's Herb-aku-cid« wird leider nicht mehr hergestellt. Ich empfehle Ihnen deshalb, dem Badewasser eine Kastanien- oder Rosskastanien-Bade-Essenz, wenn möglich mit echtem ätherischen Öl, hinzuzufügen.

Die Kastanie wirkt durchblutungsfördernd, entschlackend, und hilft gegen Kreislaufschwäche, Müdigkeit, rheumatische und venöse Beschwerden, regt die Hautfunktionen an und hilft Ihren Gelenken.

Die Kastanien- oder Rosskastanien-Bade-Essenz bzw. dieses Heilkräuter-Ölbad bekommen Sie im Reformhaus oder in der Drogerie.

Wie wird das Bad bereitet?

Messen Sie zwischen 200 und 300 Gramm des betreffenden Krautes ab. Sie werden mit der Zeit die richtige Menge herausfinden, gehen Sie zunächst aber mal von genau abgewogenen 200 Gramm aus.

Geben Sie das Kraut dann in einen genügend großen Topf. Drei Liter sollten mindestens hinein gehen.

Kochen Sie nun rund 1,5 Liter Wasser ab, geben Sie das kochende Wasser über das Kraut und lassen Sie es 10 Minuten köcheln.

Gießen Sie danach das mit den Wirkstoffen durchsetzte Wasser durch ein genügend großes Küchensieb (meines hatte einen Durchmesser von rund 20 cm) direkt in das heiße Badewasser.

Um die Kräuter noch besser auszulaugen, empfehle ich Ihnen, dass Sie aus dem Heißwasserhahn weiteres Wasser durch das im Sieb verbliebene Kraut geben, bis Sie merken, dass möglichst alle Wirkstoffe abgegeben worden sind, zu sehen dadurch, dass das Wasser immer klarer wird.

Damit wäre von der therapeutischen Seite alles bereitet ...

Wenn Sie wollen, kombinieren Sie das Bad nun mit etwas Wellness, zum Beispiel durch eine gemütliche Beleuchtung (Kerzen), verführerische Düfte und leise Musik.

Zwanzig Minuten wäre die richtige Verweildauer in Ihrem Wohlfühlbad mit therapeutischer Wirkung.

Erfahrungen mit dem Heilfasten bei Gelenkleiden

Hier möchte ich für andere sprechen: Die Badekur hat mir und meinen Gelenken ausgesprochen gut getan!

7. Heilfasten bei Krebs, Leukämie, Lungentuberkulose und Multiplesklerose M.S.

Mit der Behandlung dieser schweren Krankheiten wollte ich dieses Buch nicht überfrachten und habe deshalb dafür ein eigenes Buch geschrieben, das den Titel trägt: »Die Krebskur-total nach Rudolf Breuss *richtig* gemacht«. Das Buch hat die ISBN 3-00-016286-0 und ist bei mir oder in jeder gut sortierten Buchhandlung erhältlich.

Nur so viel in diesem Buch

Die Krebskur, die ich in dem genannten Buch detailliert vorstelle, entspricht dem therapeutischen, sechswöchigen Heilfasten. Je nach Krebsart werden zusätzlich besondere Tees getrunken und ggf. auch noch Wickel gemacht. Ansonsten entspricht die Krebskur dem Heilfasten nach Rudolf Breuss.

Bei Leukämie macht man die Kur in abgewandelter Form, aber auch 42 Tage lang. Und bei Multiplesklerose M. S. leitet man das 42-tägige Breuss-Fasten durch eine dreiwöchige Aufbau- und Eingewöhnungsphase ein. Ansonsten entspricht auch diese Kur dem vorgestellten therapeutischen Heilfasten.

Ob nun Frühjahrskur, Regeneration des ganzen Körpers, Gewichtsabnahme, Gelenkbeschwerden oder aber Krebs, Leukämie oder M. S.: Es ist immer dasselbe Grundrezept!

So genial ist das Heilfasten nach Rudolf Breuss.

Kapitel 6

Vor dem Fasten

Ärztliche Untersuchung

In manchen Zeitungsmeldungen, so zum Beispiel in der »Rheinischen Post« vom 9. Februar 2005, im Artikel »Intensives Fasten kann tödlich enden«, war zu lesen, Fasten wäre lebensgefährlich. Dies trifft aber nur dann zu, wenn man das Fasten ohne konkrete Anleitung und vor allem ohne vorherigen Gesundheitscheck durch den Arzt durchführen will.

Deshalb gilt: Vor jedem Fasten müssen Sie unbedingt einen Arzt konsultieren! Er prüft, ob Ihr Gesundheitszustand eine Fastenkur zulässt oder nicht. Aber Achtung: Es gibt viele Schulmediziner, die halten das Fasten vom Grundsatz her für schädlich. Wenn das auch Ihr Arzt meint, so kontaktieren Sie einen ausgewiesenen Fasten-Arzt. Der weiß, welchen Gewinn der Mensch aus dem Fasten zieht. Das wusste auch der bekannte *Dr. med. Otto Buchinger, sen.*, als er schrieb.:

>*»Im Fasten verwendet nun der Organismus die sonst für die Verdauung tätigen Energien sofort zur Abheilung der jeweils erkrankten Bezirke unter »sachverständiger« Leitung des »inneren Arztes«, den der alte Paracelsus den »Archaeus«, den Urarzt, nannte.«*

Und *Mahatma Gandhi* erklärte zum Fasten:

>*Die Fastenzeiten sind Teil meines Wesens. Ich kann auf sie ebenso wenig verzichten wie auf meine Augen. Was die Augen für die äußere Welt sind, das ist das Fasten für die innere.*<

Gehen Sie dem Fasten also nicht aus dem Wege, fasten Sie!

Geistig, mentale Vorbereitung

»Stolpern« Sie nicht in das Fasten hinein, bereiten Sie sich innerlich darauf vor! Beschäftigen Sie sich beispielsweise mit der jahrtausende alten Fastenkultur. Lesen Sie über die verschiedenen Formen und Ursprünge des Fastens, beschäftigen Sie sich mit dem Breuss-Buch und auch mit diesem Buch.

Stellen Sie sich gedanklich darauf ein, die nächsten Tage und Wochen nichts zu essen. Hilfreich wird es auch sein, wenn Sie alle Vorbereitungen für das Breuss-Fasten selbst treffen, wenn Sie also die Tees, das Gemüse, die Weißdorntropfen und so weiter selber einkaufen.

Schalten Sie einige Tage vor der Kur einfach mal ab. Ergehen Sie sich in der schönen Landschaft, an der frischen Luft.

Lassen Sie den Fernseher ruhig ein paar Tage aus. Sie werden nicht viel versäumen.

Schalten Sie selbst auch ab. Konzentrieren Sie sich aufs Fasten. Das muss nicht tagelang sein. Dafür reicht eine halbe Stunde. Sagen Sie zu sich selber: Ich habe mich entschlossen, soundsoviele Tage zu fasten. Ich will für mich etwas tun.

Für ältere Damen und Herren unter Ihnen könnte der nachfolgende Satz eine Hilfe bei der Entscheidung für das Breuss-Fasten sein. Breuss bemerkt nämlich: »Ich möchte noch vermerken, dass ältere Leute meine Kur leichter machen, da ihnen das Fasten nicht so schwer fällt und sie nicht mehr so viel Aufbaustoffe brauchen«.

Diese Bemerkung des alten Breuss sollte die Jüngeren unter meinen Lesern aber nicht schrecken. Sie sind nämlich meist »besser drauf« als die »älteren« Damen und Herren.
Möglicherweise scheitert das Fasten aber bei Ihnen nur deshalb, weil Sie nicht daran glauben, viele Tage lang ohne feste Nahrung durchzuhalten.

Aber: Nur mit dem Vertrauen in den eigenen Willen, in die eigene Stärke, werden Sie die Fasten-Kur beginnen – und auch durchhalten.

Die gedanklichen Vorbereitungen schließen Sie ab mit der Terminierung Ihres Vorhabens. Suchen Sie sich einen zeitnahen Zeitpunkt (möglichst die nächste Woche), zu dem Sie mit dem Fasten beginnen wollen.

❧

Körperliche Vorbereitung

Vorbereitungstage

An den ein bis zwei Vorbereitungstagen wird schon nur sehr wenig gegessen. Auch sollte die Kost fettarm und ballaststoffhaltig sein. Auf Süßwaren und Genussmittel wird bereits verzichtet. Viele verzichten sogar schon in der ganzen Woche vor dem Fasten auf Süßwaren, Fleisch oder sehr fetthaltige Nahrung.

Empfehlenswert ist auch, schon in der letzten Woche vor dem Fasten, jeweils vor dem Mittagessen, eine halbe Tasse Gemüsesaft schluckweise, gut durchgespeichelt zu trinken. Praktischerweise nimmt man dazu Fertigsaft aus dem Reformhaus.

Darmreinigung

Vor dem Fasten steht eine Darmreinigung an.

Wichtig zu wissen: Wenn der Darm ordentlich leer ist, gibt es kein Hungergefühl. Generell gilt, dass man während der Fasten-Kur jeden zweiten, spätestens jeden dritten Tag für eine Darmentleerung sorgen sollte. Mehr dazu im Kapitel 7, »Verstopfung: Darmentleerung«.

Zu welcher Methode der anstehenden Darmreinigung man sich entschließt ist eine ganz persönliche Entscheidung, denn jeder Mensch reagiert anders auf die verschiedenen, nachfolgend vorgestellten Möglichkeiten, wobei nicht nur die verschiedenen Methoden, sondern auch die dabei angegebenen Mengen durchaus variieren können.

Der oder die eine benötigt eben ein wenig mehr, der oder die andere ein bisschen weniger Nachhilfe und bei manchem funktioniert der Darm ganz ohne jede Nachhilfe.

Darmreinigung – so funktioniert sie
1. Möglichkeit: Die erste Reinigung vier Tage vor Beginn der Kur mit Glauber- oder noch besser wirkendem Bittersalz (Apotheke, Drogerie, Reformhaus). Nach drei Tagen wiederholen. Mengen nach Beipackzettel.

2. Möglichkeit: Zwei, drei Tage vor der Kur täglich 1 Esslöffel Senfkörner nach dem Aufstehen nehmen und dann ein Glas lauwarmes Wasser trinken.

3. Möglichkeit: Man besorgt sich im Reformhaus, in der Apotheke oder der Drogerie eine Flasche Sauerkrautsaft, die man später sowieso gut brauchen kann (aber achten Sie auch auf die Haltbarkeit, denn der Saft ist nach Öffnen der Flasche in der Regel nur noch rund eine Woche haltbar!). Von diesem Saft ein oder mehrere Gläser getrunken, das »putzt« den

Darm, der ja die nächsten (bis zu 42) Tage schier nichts zu arbeiten bekommt.

4. Möglichkeit: Bei empfindlicher Darmschleimhaut sind Einläufe mit körperwarmem Wasser besser. Dafür benötigen Sie ein spezielles Gerät, den Irrigator, und zwei Liter 37 Grad warmes Wasser. Den Irrigator erhalten Sie in der Apotheke für etwa 16,- EUR. Den Beipackzettel und die Gebrauchsanweisung sollten Sie genau beachten!

5. Möglichkeit: Schauen Sie weiter hinten im Kapitel 7 unter »Verstopfung: Darmentleerung« nach. Dort finden Sie weitere Lösungen, denn Darmentleerung und Darmreinigung sind in der Praxis fast deckungsgleich.

Organisatorische Vorbereitungen

In Ihrer Wohnung sollten sich keine Gifte wie naphthalinhaltige Mittel (Mottenkugeln etc.), Kampfer (künstlich), DDT, Fliegenspray, Luftreiniger im WC und so weiter befinden, wenn Sie gesund werden und bleiben wollen. Man erkennt diese Gifte unter anderem an ihrem strengen, intensiven Geruch. Entfernen Sie diese Dinge bis Kurbeginn, und lüften Sie dann kräftig durch!

Besorgen Sie sich einen Entsafter oder ein Küchengerät, mit dem Saft gewonnen werden kann. Das muss kein Hochleistungsgerät sein. Ich habe mir seinerzeit ein NoName-Gerät zugelegt, das maximal 50 Euro kostete. Vielleicht können Sie sich das Gerät im Bekanntenkreis für die Fastenwochen ausleihen?

Wenn Sie fertige Gemüsesäfte verwenden wollen oder müssen, so achten Sie auf die Bezeichnung »Breuss-Gemüsesaft«. (Hersteller im Kapitel 13, *Einkaufen für das Breuss-Fasten*). Verschiedene Drogeriemarktketten führen den Saft, z. B. *dm* oder *Müller*. Auch in vielen

Bio- und Naturkostläden sowie Reformhäusern ist er erhältlich. Bei den fertigen Gemüsesäften entfällt natürlich das Besorgen eines Entsafters.

Besorgen Sie sich eine Briefwaage und/oder eine grammgenau wiegende Küchenwaage.

Gehen Sie mit der Einkaufsliste (Kapitel 13) zur Apotheke (meist gibt es diese Tees nur dort, manche vielleicht auch im Reformhaus), und bestellen Sie die verschiedenen Tees für Ihre Kur. Achten Sie bei den Mengen auf die von mir in Abhängigkeit zur Länge Ihres Fastens aufgeführten Grammzahlen.

Der eine oder andere Tee ist rezeptpflichtig. Ich hatte aber bisher keine Probleme, ihn damals für mich und heute für Patienten zu besorgen, die im Ausland leben, und die nicht an die entsprechenden Tees herankommen.
Lassen Sie die Tees *nicht* durch die Apotheke, das Reformhaus oder deren Lieferanten mischen, sondern mischen Sie die Tees lieber selber (gemäß Kapitel 11), denn dann wissen Sie, was in der Mischung wirklich drin ist. Jetzt wissen Sie, wozu Sie die Briefwaage oder die genau wiegende Küchenwaage benötigen.

Nach spätestens drei Tagen müssten die verschiedenen Tees in der Apotheke bzw. im Reformhaus abholbereit sein und – als Hinweis – maximal 100 bis 120 Euro kosten.

Mischen Sie die verschiedenen Tees als Vorrat für die nächsten Tage und Wochen gemäß Kapitel 11. Es stehen an:

• *Nierentee*, die Mischung muss nur für die ersten drei Wochen reichen,

• *Salbeitee*, bei diesem Tee kann man ruhig eine größere Menge als Vorrat mischen, denn diese Tee-Mischung ist eines der beiden Hauptgetränke bei der Kur und sollte darüber hinaus ein Leben lang getrunken werden,

• *Tee-Spezialmischung*, auch bei diesem Tee kann man ruhig eine größere Menge als Vorrat mischen, denn diese Tee-Mischung ist das andere Hauptgetränk bei der Kur.

Beim Mischen können Sie beispielsweise so vorgehen, wie ich das bei der Tee-Spezialmischung in Kapitel 11 beschreibe. Als Aufbewahrungsgefäße haben sich bei mir seinerzeit Tupperware und ähnliche Behälter bewährt.

Beschriften Sie anschließend die von Ihnen selbst gemischten Tees und auch die sonst für Ihre Kur vorgesehenen Tees deutlich! Ich habe Ihnen dazu als besonderen Service für die meisten Tees in der Anlage Tee-Etiketten gedruckt, die Sie – wenn Sie es wollen, wozu ich Ihnen rate – kopieren oder ausschneiden und dann auf die entsprechenden Behältnisse kleben können.

Gehen Sie zum Gemüseladen, und kaufen Sie das Gemüse laut Einkaufsliste, Kapitel 13, in der von mir vorgeschlagenen Menge (Einkauf/Vorrat) in Verbindung mit der von Ihnen geplanten Fasten-Dauer. Möglichst natürlich Bio-Ware.

Als Hinweis aus der Praxis für die Praxis: Ich wusste bei meiner Kur, bei der ich ja den Saft stets selbst gepresst habe, nur bei den Mohrrüben, dass sie aus biologisch, dynamischem Anbau stammten. Und trotzdem habe ich den Saft selbst gepresst.

Alternativ dazu besorgen Sie sich die entsprechende Menge »Breuss-Gemusesaft«. Das sind pro Fastentag 0,5 Liter.

Besorgen Sie sich dann ein Blutdruckmessgerät. Damit sollten Sie Ihren Blutdruck während der Kur überwachen. In aller Regel fällt der Blutdruck beim Fasten. Bei zu *niedrigem* Blutdruck sollten Sie sich vom Arzt für das Herz »etwas verschreiben« lassen.

Besorgen Sie sich drei oder vier Trinkbehälter, wenn Sie während der Kur außerhäusig zu tun haben, wenn Sie zum Beispiel ganz normal weiter arbeiten wollen oder müssen. Diese Trinkbehälter dienen dazu, die verschiedenen Säfte und Tees mitzuführen. Siehe dazu Kapitel 7, »Während des Fastens«.

Basteln Sie sich gemäß meinem Vorschlag in Anlage das »Kontroll- und Belohnungsmaß«.

Kopieren Sie, das ist mein Vorschlag, den Tages-Zeitplan (abgedruckt in Anlage), wenn möglich etwas vergrößert, und platzieren Sie ihn als ständige Gedächtnisstütze an Ihrem »Essplatz«, auch wenn es dort bis 42 Tage lang nichts zu essen geben wird.

Am Vorabend der Kur bereiten Sie als Erstes für die Kur 1 1/2 Tassen Nierentee (Kapitel 11). Den Tee aber noch nicht trinken, denn damit fängt das Fasten am nächsten Morgen an.

Kapitel 7

Während des Fastens

✦

Ärztliche Begleitung

Vorhin haben wir gelesen, dass es unerlässlich ist, sich zumindest vor jedem Fasten ärztlich untersuchen zu lassen. Der Arzt soll ja feststellen, ob Sie das Fasten aus gesundheitlichen Gründen durchführen können oder nicht.

Es bleibt dann Ihnen überlassen, ob Sie die Breuss-Kur selbst unter Aufsicht eines Arztes oder in Zusammenarbeit mit einem anderen Mediziner machen wollen, oder nicht. Manchmal ist es schwer, einen Arzt zu finden, der bereit ist, Sie während des Fastens zu begleiten.

Am Arzt, in der Regel wohl Ihrem Hausarzt, liegt es dann, ob er Ihrem Vorhaben positiv oder skeptisch gegenüber steht. Ich habe meinen Hausarzt 14 Tage *nach* Kurbeginn davon informiert, dass ich die Kur absolviere. Er hat mich kurz untersucht und mir dann für die 42 Tage »grünes Licht« gegeben.

Wenn mein Hausarzt anders reagiert hätte, wenn er mir gar das Fasten hätte ausreden wollen, wäre mir das aber egal gewesen. Ich hätte die Kur so oder so »durchgezogen«. Allerdings hatte ich dazu ja auch schwerwiegende Gründe. Nach weiteren 14 Tagen habe ich meinen Hausarzt dann nochmals informiert und vom Fortschritt der Kur berichtet. Da es mir während der Fasten-Kur sehr gut ging, war die Konsultation zeitlich recht kurz. Wir konnten uns auf das Wesentliche beschränken: Mir ging es gut.

14 Tage nach der erfolgreichen Kur hat mein Arzt die Blutwerte genommen und das Ergebnis meines Fastens positiv beurteilt.

Was will man mehr?

❧

Ratschläge, Gebote und Verbote

Was Sie machen sollten:

1. Während des Fastens ist keine Bettruhe erforderlich, im Gegenteil, man sollte arbeiten, um vom Essen und von den sonstigen Genüssen abgelenkt zu werden. Ich habe als Geschäftsführer eines kleineren EDV-Unternehmens bei der Kur sowohl im Büro am PC gesessen, habe Kunden besucht, habe körperlich hart gearbeitet (Bau der Kräuterspirale mit 7,5 Tonnen!) und mich dabei wohl gefühlt.

2. Seinen Blutdruck sollte man während der Kur stets im Auge haben. Zu diesem Thema habe ich aber auf den letzten Seiten bereits einige bedenkenswerte Aussagen gemacht.

3. Falls Ihnen der Gemüsesaft mal echt »zum Halse raushängt«, so zwingen Sie sich nicht, ihn unbedingt trinken zu wollen. Lesen Sie den Abschnitt »Wenn der Gemüsesaft nicht schmeckt«, Kapitel 10.

4. Das Trinken von Wasser würde ich nicht empfehlen. Erstens würde die Wirkung der Tees nur verwässert, weil es die lebenswichtigen Tees verdünnt (Kapitel 7, »Wassertrinken während des Fastens?«),

und zweitens sollten Sie in diesem Zusammenhang den Abschnitt »Gutes Wasser«, Kapitel 9, beachten.

5. Bei einer möglichen Verstopfung kann man sich problemlos selber helfen: Kapitel 7, »Verstopfung: Darmentleerung«.

Was Sie machen müssen:

1. Während des Fastens ganz wichtig: Viel Bewegung an frischer Luft! Ich habe während der Breuss-Kur (als »Schreibtischtäter, denn mein Arbeitsmittel sind PC und Internet) nicht nur körperlich gearbeitet (habe ja die Kräuterspirale in unserem Garten mit ihren 7,5 to Gewicht während dieser Zeit erstellt), sondern bin möglichst täglich im Schnitt 3,5 Kilometer per Nordic Walking in Wald und Flur unterwegs gewesen.

2. Setzen Sie für einen strammen Spaziergang rund eine Stunde an. Beim Sport reicht täglich eine halbe Stunde. Aber bitte keinen Skat als Sport in diesem Sinne ansehen.

Was Sie nicht machen sollten:

1. Rauchen.

2. Oft wird die Frage gestellt, ob man z. B. neben dem Fasten vielleicht etwas *Brot, Honig, Eier* oder *Gemüse* essen dürfte. Klare Antwort: NEIN! Der kleinste Bissen erzeugt und fördert das Hungergefühl.

Während des Fastens ganz normal arbeiten?

JA, lassen Sie mich ein Beispiel berichten: Von einem mir persönlich bekannten Vertreter weiß ich, dass er während der Kur seinen normalen 12-Stunden-Arbeitstag, bewusst oder unbewusst, auf durchschnittlich 15 Stunden erweitert hat, ständig bei Kunden, und solchen die es werden wollten, unterwegs war, und sich trotzdem nicht gestresst fühlte. Ihm machte seine Arbeit – wie es auch mir erging – während der Breuss-Kur ganz einfach Spaß. Er war besonnen, ruhig, konzentriert und arbeitete effektiv und zielgerichtet. Von Ablenkung oder Arbeitsminderung durch das Fasten keine Spur.

Und wie machte er das mit den Säften und Tees? Genau so, wie ich das unter »Während des Fastens unterwegs/auf Arbeit und »Während des Fastens auf (Kurz-)Reise« empfehle.

Bei Kundenbesuchen wurde er des Öfteren zu einer Tasse Kaffee oder Tee eingeladen, wie das so üblich ist bei Kunden- oder Geschäftspartnergesprächen. Da zog er dann seine Thermosflasche aus der Aktentasche, nahm seinen eigenen Tee, nämlich die Tee-Spezialmischung oder den Salbeitee, und schon kam das Gespräch auf das Breuss-Fasten.

Während des Fastens unterwegs oder »auf Arbeit«

Die Produktion von Saft und Tee spielt sich vorwiegend am frühen Vormittag, alternativ am Abend ab. Danach, also den ganzen Vormittag, und nach dem »Mittagessen« (Zwiebelsuppenbrühe), also den ganzen Nachmittag, könnte man sich völlig frei bewegen und auch arbeiten, vorausgesetzt man führt mehrere, vorbereitete Trinkbehälter mit sich. Mein erprobter Vorschlag:

• einen kleinen Behälter (Flasche, Flachmann etc.) mit dem Volumen von max. 1/4 Liter (beim ganzen Tagesvorrat wären das 0,5 l) für den Gemüsesaft,

• einen etwa gleichgroßen für den Storchenschnabelkrauttee,

- einen etwas größeren Behälter (Thermoskanne?) für die Tee-Spezialmischung im täglichen Wechsel mit dem Salbeitee (die Kanne kann nicht groß genug sein, denn das sind ja die beiden Tee-Mischungen, von denen man so viel trinken darf, wie man will),

- einen etwa gleich großen Behälter (Thermoskanne?) für die Zwiebelsuppenbrühe,

- Wenn man sich nicht entscheiden kann, ob und wann man den Salbei- und wann man die *Tee-Spezialmischung* mitführen will, so müsste man konsequenterweise eine sechste bzw. sogar eine siebte Flasche mit sich führen.

Während des Fastens auf (Kurz-)Reise

Manchmal lässt es sich nicht verhindern, dass man während der 42 Tage *einige* Tage (nicht einige Wochen, sonst hat man wohl den falschen Zeitraum gewählt!) auf Reisen unterwegs ist.

Hier gilt zunächst das auf der Vorseite Gesagte. Vielleicht mit folgenden Abwandlungen:

- Die für die verschiedenen Tees verwendeten Behälter müssen entsprechend größer sein, weil sie ja den Tee für mehrere Tage aufnehmen sollen.

- Da der Tee in aller Regel kalt getrunken wird, kann unterwegs das tägliche Bereiten der Tees entfallen.

- Bei mehr als drei, vier Tagen wird allerdings die Mitnahme der Teekräuter und der -Mischungen unvermeidbar sein, damit man ab und an frischen Tee zubereiten kann.

- Die Tees bereitet die Hotelküche sicherlich gerne zu, besonders wenn das Trinkgeld stimmt.

- In der Hotelküche wird sich sicherlich auch eine Möglichkeit ergeben, die Zwiebelsuppenbrühe zuzubereiten bzw. zubereiten zu lassen.

- Da es wohl kaum möglich sein wird, sich jeden Tag frischen Gemüsesaft zu pressen (wer möchte schon den Entsafter auf Geschäftsreise »mitschleifen«), wird man auf Kurzreisen auf fertigen Gemüsesaft zurückgreifen.

∽

Beim Fasten schwach auf den Beinen?

Ich war absolut nicht schwach auf den Beinen: Kaum hatte ich das Fasten begonnen, war ich im Garten aktiv und verwirklichte eine Maßnahme, die wir uns für gesundes Essen vorgenommen hatten: Ich baute eine Kräuterspirale und machte jeden Tag »mein« Nordic Walking von rund 3,5 Kilometer in etwa 1/2 Stunde.

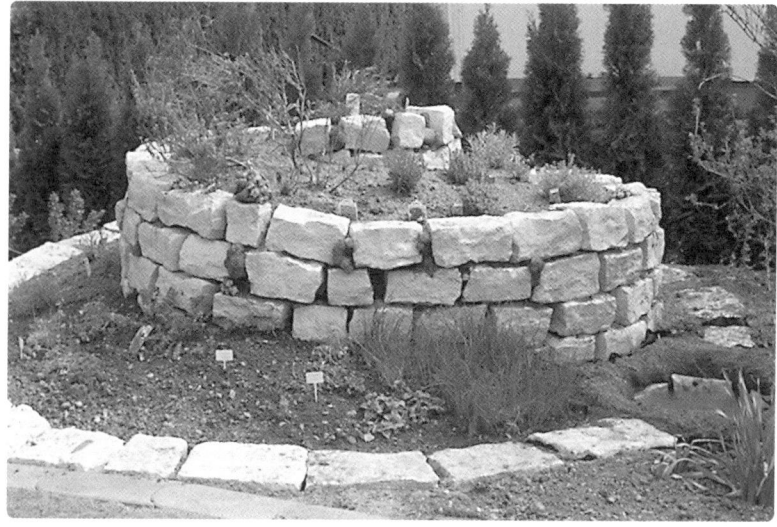

Kräuterspirale, 7,5 Tonnen schwer, von mir während der Kur gebaut

Die Kräuterspirale hat einen Durchmesser von rund drei Metern und eine Höhe von 110 cm. Wie man so eine Kräuterspirale baut, findet man im Internet unter anderem auf den Websites
· http://de.wikipedia.org/wiki/Kr%C3%A4uterspirale
· http://www.kraeuterei.de/kraeuterspirale.htm

Ein empfehlenswertes Buch: *Die Kräuterspirale, Bauanleitung, Kräuterportraits, Rezepte* von Irmela Erckenbrecht (siehe Anlage).

Ich kombinierte und modifizierte die verschiedenen Baupläne (dazu hatte ich sehr viel mehr Ideen und Pläne als diese zwei aus dem WWW gefischt) so, dass sie meinen Vorstellungen von einem spiralförmigen Kräuterbeet sehr nahe kamen. Schließlich begann ich mit der eigentlichen Bauplanung und mit dem Ausstecken der Spirale im Garten. Dazu nahm ich Bambusstäbe, um mir ein Bild von der künftigen Anlage zu machen. Nach dem Einkauf des wichtigsten Materials, nämlich der Natursteine, die nicht nur die Konstruktion tragen, sondern auch für die Optik der Spirale verantwortlich sind, folgte die eigentliche Bauphase:

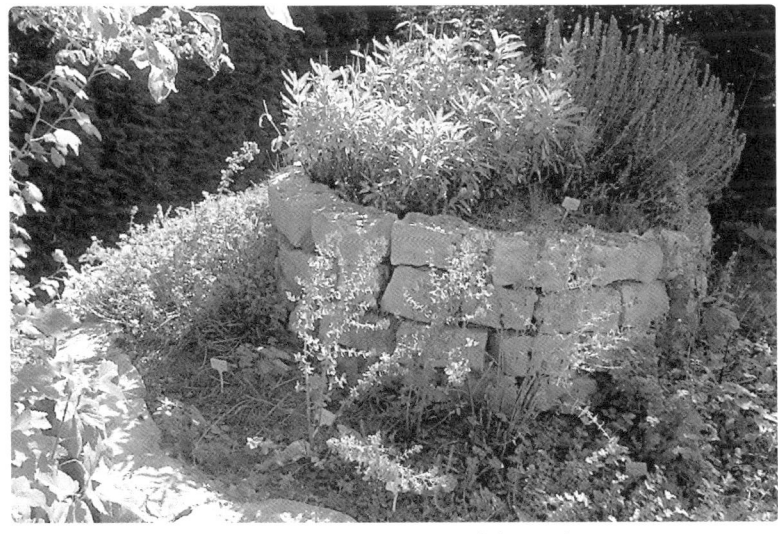

Die Kräuterspirale nach drei Jahren in spätsommerlicher Färbung

Den Boden unter der Spirale hob ich spatentief aus und füllte ihn wieder mit Rollkies wegen der effektiven Drainage (erforderlich für die Pflanzen, die trockene Böden lieben). Dann folgte der Trockenmauerbau verbunden mit dem spiralförmig nach oben führenden Sand-Erde-Gemisch, das nach oben immer nährstoffärmer angelegt wurde. Insgesamt verarbeitete ich 7,5 Tonnen Kies, Bauschutt, Sand und Erde. Rund 100 Pflanzen hieß es dann anzusiedeln, die fetten Boden liebenden wie Petersilie, Schnittlauch oder Sauerampfer und Minze unten und die leichten Boden liebenden Gewächse wie Rosmarin, Lavendel und Salbei ganz oben in voll sonniger Lage.

Alle Materialien transportierte ich mit der Schubkarre vom Auto über rund 40 Meter in und durch den Garten. Das waren dann insgesamt wohl fast 150 Schubkarren, die ich insgesamt rund 4 Kilometer weit schleppte. Da sage einer, dass man bei dieser Kur und bei dieser Ernährung keine Kraft habe.

Raus an die frische Luft!

Während der Kur ist es ganz wichtig, sich viel an frischer Luft zu bewegen. Rudolf Breuss sagt dazu kurz und bündig: »Viel Bewegung an frischer Luft!«

Im Herbst 2003 bin ich unter die Nordic Walker gegangen und strebe es an, möglichst jeden Tag, zumindest aber fünfmal die Woche, zu walken – jedes Mal etwa 3 bis 4 Kilometer, und das in einer halben Stunde. Somit kommen wöchentlich rund 20 Kilometer zusammen, die etwa 2.000 kcal verbrennen. Während der gesamten Kur summierte sich die zurück gelegte Strecke immerhin auf stolze 120 Kilometer! Daher rührt wahrscheinlich, zusammen mit dem kraftraubenden Bau der Kräuterspirale, der doch recht hohe Gewichtsverlust von 20,0 kg bei mir.

Ich kann das Nordic Walking als Sportart nur wärmstens empfehlen! Diese Sportart hat sich zu einem echten Trendsport entwickelt.

Nordic Walking, also das Gehen mit Stöcken, ist ein wirksames Ganzkörpertraining bei dem zusätzlich die Bauch-, Brust- und Armmuskulatur beansprucht und trainiert wird.

Allerdings muss hier festgehalten werden, dass Nordic Walking eine technische Disziplin ist, und es darauf ankommt, die Stöcke richtig einzusetzen. Eine Grundausbildung in dieser Technik ist unumgänglich, weil Nordic Walking sonst mehr schadet als nützt. Fragen Sie wegen einer solchen Ausbildung beispielsweise im Sportgeschäft nach. Man wird Ihnen weiterhelfen können. Oder schauen Sie im Internet unter www.walking.de. Dort werden immer wieder Aus- und Weiterbildungsmöglichkeiten angeboten. Selbst bei relativ niedrigem Tempo erhöhen sich durch die richtige Armarbeit Herzfrequenz und Energieumsatz, so dass der Kalorienverbrauch gegenüber dem normalen Walking um 40% steigt. Weitere Vorteile sind die Entlastung der Rücken-, Knie- und Fußgelenke. Auch Muskelverspannungen im Schulter und Nackenbereich können durch Nordic Walking, die passenden Stöcke und deren richtigen Einsatz gelöst werden.

Auf das so genannte Stretching, das Dehnen, verzichten wir seit einiger Zeit, nachdem von Fachleuten davor gewarnt wird, die Gelenke damit zu ruinieren. Leider ist hier nicht genügend Platz, um dieses Thema zu vertiefen. Wer aber die Breuss-Massage und die Dorn-Therapie kennen gelernt hat, wie meine Frau und ich, der weiß wovon ich spreche.

Inzwischen mache ich – in aller Regel zusammen mit meiner lieben Frau – das tägliche Nordic Walking, wenn möglich in aller Frühe, noch vor dem Frühstück. Warum so früh? Oder warum kohlehydratnüchtern? Dazu ist hier zu wenig Raum, um dies zu erörtern. Den Tipp haben wir von Dr. Strunz. Im Winter allerdings walken wir in der Mittagspause, weil es uns vor dem Frühstück einfach zu kalt ist.

Und was das Tempo angeht, so versuchen wir, dem Gerade-Noch-Wohlfühlpuls möglichst nahe zu kommen: Den Sport zu langsam und

ohne Anstrengung durchzuführen, das bringt nichts. Die Fitness bleibt damit nur ein Wunschtraum. Und das Walking zu schnell durchführen zu wollen, wie die Jogger, die einem schnaufend und prustend, hoch erhitzt entgegenhetzen, bringt erst recht nichts.
Die »rote Birne« ist nämlich OUT.

Kenner werden sagen: Das habe ich doch schon irgendwo gehört oder gelesen? Denen antworte ich: JA, das stimmt! Diese Weisheiten stammen nämlich vom »Fitness-Papst« Dr. med. Ulrich Th. Strunz (siehe Literatur-Verzeichnis). Wir waren erst kürzlich bei einem seiner mitreißenden Vorträge und haben für uns eine Menge mitgenommen.

♒

Wassertrinken während des Fastens?

Dass man zum Kochen der Tees möglichst nur »gutes« Wasser nehmen sollte, versteht sich heute wohl von selbst (siehe dazu Kapitel 9, »Gutes Wasser«).

Früher war die Wasserqualität noch kein Thema, sonst hätte Rudolf Breuss sicherlich diesem brisanten Thema einige Sätze gewidmet. So aber spricht er das Wasser in seinem Buch, Originalausgabe von 1990 überhaupt nicht an. Er sagt weder etwas über das Wasser als solches noch darüber, ob man neben den Tees auch noch Wasser trinken darf.

Er erlaubt damit das Trinken von purem Wasser während der Kur aber nicht.

Er spricht vielmehr immer wieder davon, dass Salbeitee und die Tee-Spezialmischung so oft und so viel getrunken werden können, wie es der Patient will, je mehr desto besser.

Wasser würde nach meiner Auffassung die Wirkung der Tees übrigens nur verwässern, weil es die lebenswichtigen Tees verdünnt.

Die Sache mit den Endorphinen ...

Bei der Breuss-Kur werden – wie bei anderen Fastenkuren auch – nach etwa drei bis vier Tagen Endorphine (Glückshormone = Serotonin) freigesetzt. Diese bewirken, dass man sich während des Fastens rundum wohl fühlt und keinerlei Hunger verspürt.

Eine ähnliche Glücks-Wirkung wie das Fasten haben nur Psychopharmaka oder Drogen wie Ecstasy. Das Erlebnis, dass ggf. bisher ausgehaltene Schmerzen während des Fastens nachlassen, hellt auch die Stimmung auf.

Durch den völligen Verzicht auf feste Nahrung während einer Kur verbraucht der Körper seine angelegten Nahrungsreserven. So findet er Ruhe und Gelegenheit, sich von ungeliebtem Ballast zu befreien. Dies wird durch eine regelmäßige Darmreinigung verstärkt. Nicht nur der Körper erholt sich während einer Fastenkur, sondern auch der Kopf. Damit werden die Gedanken klarer.

Während des Fastens durchläuft der Körper einen Prozess des Stressabbaus und der Öffnung für neue Perspektiven sowie eine andere Sichtweise der Dinge. So gehen viele Menschen nach einer Fastenkur gelassener und entspannter mit den Dingen des Alltags um.

Oft entwickeln Menschen, die gefastet haben, ein gesünderes Verhältnis zum Essen, da es durch den Verzicht einen höheren Stellenwert bekommt.

So positiv sich Fasten auf Körper und Geist auswirkt, so gefährlich kann es bei bestimmten Erkrankungen und gesundheitlichen Zuständen sein. Deshalb mein wiederholter Rat: Vor einer Fasten-Kur bitte Ihren Hausarzt konsultieren.«

Was die Glückshormone bei Fastenden ganz konkret bewirkt haben, können Sie den Berichten in Kapitel 5 entnehmen.

Verstopfung? – Darmentleerung

Vorbemerkung: Durch die Saftkur, sagt Breuss, wird der Pfortaderkreis so angeregt, dass vieles, was im Darm noch zu verwerten wäre, fast zur Gänze in den Körper aufgenommen wird. Deshalb kann es vorkommen, dass man über mehrere Tage keinen oder kaum Stuhlgang hat, dabei aber beschwerdefrei bleibt.

Nichtsdestotrotz ist es wichtig, dass Stuhl und Urin gut abgehen, so dass die Abbaustoffe nicht zu lange im Körper bleiben und Vergiftungserscheinungen hervorrufen können.

Wenn der Darminhalt nämlich nicht so schnell wie möglich wieder nach außen transportiert wird, stauen sich Schlacken und Giftstoffe im Körper und werden nach und nach wieder ins Blut aufgenommen, weil sie zu lange mit der Darmschleimhaut Kontakt hatten. Sichtbar wird das dann oft auf der Haut. Sie verliert ihre gesunde Farbe, quillt auf, wird fettig glänzend und pickelig oder trocken und matt – kurzum: Die Haut reagiert mit Unreinheiten.

Normalerweise kann man seinen Darm durch eine ballaststoffreiche gesunde Ernährung und durch viel Trinken fit halten. Beim Fasten jedoch fehlen dem Körper diese notwendigen Ballaststoffe. Viel Trinken muss man natürlich auf jeden Fall, wenn man gesund und munter alt werden möchte, egal ob beim Breuss-Fasten oder im »normalen« Alltag.

Der Darm benötigt beim Fasten ein wenig Unterstützung, um die angefallenen Schlackenstoffe, überflüssige Bestandteile der Nahrung und Giftstoffe aus dem Darm auszuschwemmen.

Generell gilt, dass spätestens jeden dritten Tag während der Kur eine Darmentleerung stattfinden sollte! Mit welcher der nachfolgenden Methoden dies geschieht, falls nichts »geschieht«, ist ganz individuell zu sehen: Jeder Mensch reagiert anders auf die verschiedenen Möglichkeiten.

Steht die Darmentleerung an, so rät Rudolf Breuss:

· Einläufe machen mit Kamillentee,
· oder man trinkt *leichten* Abführtee,
· oder man schiebt feste Butter in den Darm.

Ich füge hinzu:

· ein Glas Sauerkrautsaft hilft meist auch schon.

Die ärztliche Kontrolle in der Fastenmitte

Damit die Blutwerte kontinuierlich gemessen und damit fortgeschrieben werden können, empfiehlt sich nach der einführenden Untersuchung vor dem Fasten eine Untersuchung in der Fasten-Mitte. Dies ist ab drei Wochen Fasten anzuraten.

Wann immer möglich sollte der Arzt, der auch schon die Werte vor dem Fasten genommen hat, und der die Werte nach dem Fasten nehmen soll, auch diese Untersuchung vornehmen. Hintergrund ist der, dass die verschiedenen Labore unterschiedliche Blutwerte angeben. Die Werte schwanken durchaus im Bereich von 3 bis 4 Zehnteln, was sich durchaus bemerkbar machen und ggf. zu falschen Schlüssen führen kann.

Gehen Sie aber immer zum selben Arzt, so bestimmt auch immer dasselbe Labor Ihre Werte. Irritationen werden so vermieden.

Kapitel 8

Nach dem Fasten

Richtig essen nach dem Fasten

1. Nach dem Fasten sollte man mit dem Essen langsam und salzarm beginnen.

2. Gut ist, und beim Fasten über 42 Tage sollte man auf jeden Fall zwei bis vier Wochen lang etwa 1/16 Liter (etwa eine halbe Tasse) Gemüsesaft pro Tag weiter nehmen, schluckweise vor den Mahlzeiten. Dazu würde ich Fertigsaft empfehlen, denn die geringe Menge von 1/16 Liter, das sind gerade mal 62,5 ml, also etwas weniger als eine halbe, normale Kaffeetasse, lohnt den Aufwand des Pressens wohl kaum.

3. Damit man sich schneller erholt, kann man noch dreimal täglich je einen Löffel Bio-Strath-Aufbau-Präparat einnehmen oder dreimal täglich zwei Bio-Strath-Aufbau-Hefetabletten. Diese Bio-Aufbaumittel kann man einige Monate nehmen bzw. so lange, bis man sich wieder richtig wohl fühlt. Bezugsquelle: Siehe Einkaufszettel.

4. Zur Lektüre und zur Information über die Hintergründe, warum es wichtig ist, den richtigen Übergang vom Fasten zur festen

Nahrung zu finden und zu gehen, empfehle ich Ihnen das Buch »Richtig Essen nach dem Fasten«, denn nicht jeder hat so eine robuste Konstitution wie ich. Wussten Sie beispielsweise, dass Ihr Körper während des Fastens über 42 Tage die Produktion von Magensäften komplett eingestellt hat? Und Sie damit nach der Kur massive Probleme mit der Verdauung bekommen können?

5. Deshalb: Schenken Sie dem Übergang vom Fasten zum Essen und natürlich dem richtigen Essen nach dem Fasten besondere Aufmerksamkeit.

6. Ich selbst habe bei meiner Kur – bis auf die leichte Kost – auf 2. bis 3. verzichtet, weil ich mich vom ersten Tage nach der Kur an richtig wohl gefühlt habe.

Aber das muss ja kein Maßstab sein.

◈

Unser neues Ernährungsprogramm

Zum Frühstück (im Sommer meist nach, ansonsten eben vor dem täglichen Nordic Walking) gibt es bei uns in aller Regel frisches Obst, schön klein geschnitten wie Obstsalat (natürlich ohne Alkohol).

Es gibt also bei uns kein Brötchen und kein Brot, keine Butter und auch keine Margarine, keinen Honig und auch keine Marmelade oder Konfitüre. Nur Obst. Und dazu leckeren Früchtetee aus aller Länder Anbaugebieten. Bis zum Mittagessen gibt's dann ebenfalls nur Obst, wie zum Beispiel ein oder zwei Äpfel – und, wenn es sein soll, auch mal drei oder vier. Die sind gut gegen die freien Radikalen[*).

Wir halten uns nicht sklavisch an die selbst auferlegte Regel: Im Hotel, bei Reisen oder auch im Urlaub sowie auch zu besonderen Tagen »gönnen« wir uns ein ausgiebiges Frühstück vom Buffet mit Eiern, Speck, Wurst, Käse, Brötchen und was es sonst noch Schönes gibt.

Dazu dann vielleicht Kaffee oder Tee, aber auch Säfte aller Art und Herkunft.

Und was gibt es sonst noch bei Thomars zu essen?

• Mittags gibt es jetzt bei uns (noch) mehr Gemüse, (noch) weniger Fleisch und wenn es geht jeden zweiten Tag Fisch, entweder zu Mittag oder zu Abend.

• Ein oder zweimal die Woche gönnen wir uns einen leckeren Frischkostteller, der zugleich unsere Zähne trainiert und uns zu langem, intensivem Kauen nötigt.

• Abends essen wir ganz normal Käse, Wurst (nicht vom Schwein!) oder Fisch (wenn es geht nur Fisch – am besten Seefisch –, der nicht gekocht, gegart oder sonst wie erhitzt wurde, wie z. B. Matjes- und Bismarckheringe oder Rollmöpse).

• Auf Kaffee und Tee verzichten wir oft zugunsten von, in erster Linie, Kräuter- und Früchtetee, weil ja beim Genuss von Kaffee und schwarzem oder grünem Tee noch mehr Wasser getrunken werden sollte!

• Unseren Espresso und den Capuccino oder den Latte Macchiato – ab und an – lassen wir uns aber nicht nehmen!

In etwa entspricht unsere Ernährungsweise – zumindest, was das Frühstück und die Zeit bis zum Mittagessen angeht – jetzt dem immer

---

*) Freie Radikale sind Teile von Molekülen. Diese freien, also ungebundenen, Radikale versetzen biologisches Gewebe in oxidativen Stress und können es zerstören.

Freie Radikale spielen bei einer Vielzahl biologischer Prozesse eine wichtige Rolle, können aber auch Zellschäden hervorrufen, die u.a. zur Entstehung von Krebserkrankungen beitragen können. Auch für die Entstehung der Arteriosklerose, der Alzheimer Krankheit, der Leberschädigung durch Alkohol und des Lungenemphysems durch Zigarettenrauch wird der durch freie Radikale vermittelten Oxidation verschiedener Stoffe eine bedeutsame Rolle zugeschrieben.

Da der Schutz vor der Wirkung freier Radikale lebensnotwendig ist, besitzt der Körper wirksame Abwehr- und Reparaturmechanismen in Form von Enzymen, Hormonen oder anderen Substanzklassen, die den Schaden minimieren.

noch aktuellen Programm »Fit fürs Leben« / »Fit for Life« nach dem ausgezeichneten Buch von Diamond (Literatur-Verzeichnis, Anlage).

Unser »KKW«, unser »privates Kernkraftwerk«, ich meine natürlich unseren Mikrowellenherd, haben wir übrigens in den Keller verbannt. Der Platz reicht hier nicht, um dies zu begründen. Er dient uns jetzt nur noch als Heizgerät für das Kirschkernkissen, wenn dieses mal wieder aufgeheizt werden muss.

Die ärztliche Kontrolle nach dem Fasten

Rund vierzehn Tage nach dem Fasten lassen Sie sich wieder Blut »abzapfen«, damit die Blutwerte fortgeschrieben und ausgewertet werden können.

Gehen Sie zu dem Arzt, der Sie schon vor und dann auch in der Mitte des Fastens untersucht hat. Besprechen Sie das Ergebnis mit ihm, wenn die Laborwerte vorliegen.

Mein persönliches Kurtagebuch

Zeitraum	Ereignis / Bemerkungen
3 Tage vor der geplanten Kur	Das Breuss-Buch als Grundlage für das Fasten durchgearbeitet. Dabei festgestellt, dass es inhaltlich schlecht sortiert oder aufbereitet ist. Man findet hier etwas ganz Wichtiges und dort, einige Seiten weiter, etwas genauso Wichtiges, allerdings versteckt als Nebensatz oder in einem Dankschreiben. Und so arbeite ich das Buch gleich zweimal durch, mache mir laufend Notizen und bringe, so sehe ich das, Ordnung ins schriftstellerische »Chaos«.

	Parallel laufen Tests mit dem Entsafter. Das erste Modell zeigt Schwächen und wird ersetzt.
	Ein formaler Einkaufszettel entsteht (nach dem Motto »Liste machen«). Vorne stehen all' die Dinge, die nicht vor Ort unbedingt vorrätig sind, beispielsweise die vielen verschiedenen Tees. Ich schaue mich in der Stadt um, wo ich das Gemüse möglichst als Bio-Gemüse erhalte, denn Fertigsaft kam für mich nicht in Frage.
	Ich wollte frischen Saft und mich beim Entsaften und auch beim Teekochen mit der Kur beschäftigen und immer wieder neu motivieren.
	So vergingen die Tage wie im Flug und schon war der Vorabend der Kur angebrochen.
Kurz vor der Kur	Habe ich alles zusammen? Alle Tees? Die präzise Küchenwaage und, für spezielle Tees, wo es um 1, 2 oder 3 Gramm geht, die Briefwaage? Die Tassen und Kannen für die verschiedenen Tees?
	Sind die Kannen und die Vorratsbehälter sauber beschriftet? Ist das Gemüse da? Sind die Behälter für den Gemüsesaft gefunden und vorbereitet? Der richtige, funktionierende Entsafter ist da? Weißdorntropfen? Zwiebeln? Gemüsebrühwürfel?
	Meine Frau, so spielte sich das später ein, »durfte« nur den Entsafter reinigen, weil ich ihn sonst komplett in die Spülmaschine gesteckt hätte.
	Und auch das »bombastische« Mittagessen lag in ihren bewährten Händen. Alles andere sollte mein Job sein und werden.
	Das kann ich an dieser Stelle allen Leserinnen und Lesern raten: Wenn immer möglich, machen Sie so viel wie nur irgend möglich selbst beim Fasten. Erstens lenkt es ab, und zweitens identifiziert man sich mit der Kur. Gerade wenn sie länger dauern soll. Das halte ich für sehr wichtig.
	Habe ich auch für den Notfall vorgesorgt: Zitronensaft? Sauerkrautsaft? Diese Frage ist rein hypothetisch, denn

	den Tipp mit dem Zitronen- und dem Sauerkrautsaft habe ich leider erst nach der Kur im Breuss-Buch gefunden!
Die ersten 3 Tage	Alles ist neu für mich: Das eigenhändige Teekochen in der vorgesehenen Vielfalt und auf Vorrat für einen ganzen Tag, das fehlende Frühstück, das ungewohnte »Mittagessen« und das fehlende Abendessen. Täglich rund 3,5 km Nordic Walking auf wunderschönen Waldwegen in der Umgebung halten mich fit und lenken ab. Das Wetter ist so, dass ich den Sport trotz Eiseskälte durchziehen kann. Größte Überraschung: Ich habe kein Hungergefühl! An den dunkelroten Stuhl (von den roten Beten!) muss ich mich nach dem ersten Schock erst gewöhnen.
Der 3. Abend	Der Blutdruck hat sich auf den Idealwert 125:75 eingependelt, trotz Weglassen des Medikamentes, das ich seit Jahren gegen den Bluthochdruck eingenommen hatte. Ein sehr guter Wert. Auch eine Überraschung für mich! Breuss hat also Recht: Die bisher genommenen Medikamente, ausgenommen Insulin bei Diabetikern, sollte man bei der 42-tägigen Kur weglassen. Das Schilddrüsenpräparat, das ich 40 Jahre täglich geschluckt hatte, ließ ich weg. Wie man später sieht mit überraschendem Ergebnis. 3 Kilo Gewicht fehlen mir am Abend. Ich bin nicht traurig. Die Körperfettwerte sind nach unserer Körperfettwaage erfreulich gesunken, um 3 ganze Einheiten.
Die 1. Woche ist vorbei	Mir geht es ausgesprochen gut. Wie bei Heilfasten üblich schüttet mein Körper wohl jede Menge Glückshormone aus (Kapitel 7, Die Sache mit den Endorphinen). Der tägliche Sport lenkt ab, und ich plane den Bau einer Kräuterspirale im Garten. Man muss ja was tun. Die Infos zur Spirale hole ich mir aus dem Internet. Recherchieren Sie doch beispielsweise mal bei Google.de – wie ich das auch gemacht habe – unter »Kräuterspirale« oder »Kräuter« und »Spirale«, wenn Sie Ihre Kräuter

	im eigenen Garten auch spiralförmig anbauen wollen, um (noch) gesünder zu leben.
	Gewichtsabnahme in der ersten Woche: 4,5 kg. Mir geht es besser, als ich es je gedacht hätte, nach einer Woche ohne feste Nahrung.
	Die Arbeit am PC fällt überhaupt nicht schwer, bin konzentriert und kann beides miteinander gut verquicken – die Arbeit und das Fasten.
	Sogar die Freizeit muss nicht leiden. Ich habe sowohl am Montag als auch am Donnerstag den traditionellen Stammtisch besucht. Habe meine Tees eben in der Thermoskanne mitgenommen und quasi als Weinschorle (sieht auch genauso aus) getrunken.
Die 2. Woche	Es ist gut, alles selbst zu machen: Die Tees und auch den Gemüsesaft. Man wird abgelenkt. Und macht sich seine Qualität selber!
	Nur das »hervorragende« Mittagessen (Kapitel 12) macht mir meine liebe Frau. – Der absolute Höhepunkt des Tages!
	Die Kräuterspirale nimmt gedanklich und auch planerisch Gestalt an.
	Habe vorher nicht gewusst, was eine Kräuterspirale ist. Aber wenn man künftig etwas gesünder leben will, gehört so etwas einfach in den Garten. Und sieht noch dazu gut aus!
	Hungergefühl? Absolut keines. Sport: JA, täglich! Abgenommen? JA, insgesamt 8,5 kg!
Die 3. Woche	Das Fasten ist inzwischen Routine geworden. Man geht mit allen Dingen und Problemen routinierter um als zu Kurbeginn.
	Mit der Kräuterspirale geht es voran, der Erdaushub ist geschafft, die Drainageschicht steht zum Einfüllen an.
	Wir haben inzwischen April, und es ist etwas wärmer geworden. Ich merke aber, dass ich mehr friere, als ich dies sonst bei diesen Temperaturen gewohnt war.

Die 4. Woche	Gewichtsverlust seit Kurbeginn: 14,0 kg. Eine »volle« Arbeitswoche im Garten. Das Wetter macht mit, und ich kann mich »warm arbeiten«. Der PC und das Büro müssen etwas zurück stehen. Das schöne Wetter sollte man ja wirklich nutzen! Mir geht es weiterhin sehr gut. Auch die schwere körperliche Arbeit geht mir leicht von der Hand. Trotz aller Schufterei im Garten. Der Ausgleichssport wird nicht vergessen: Täglich 3,5 Kilometer per Nordic Walking durch den Wald. Das macht echt Spaß. Die Kräuterspirale wächst nach oben. Spiralförmig eben. Hunger? Keiner. Man glaubt es kaum. Weitere 3,5 kg abgenommen. Vielleicht liegt es am Sport plus harter körperlicher Arbeit? Bin nicht traurig, denn ich komme meinem »idealen Kampfgewicht« von 85 Kilo bei 187 Körpergröße immer näher.
Die 5. Woche	Die Bewegungsfreiheit auch außer Haus, die ich mir inzwischen verschafft habe, hat sich bewährt (siehe im Kapitel 7). Ich kann überall hingehen, an den verschiedensten Veranstaltungen teilnehmen und am gesellschaftlichen Leben, so weit wie immer möglich. Ein erwähnenswerter Ausrutscher: Wir waren bei einer abendlichen Kabarettveranstaltung in einer kleinen Nachbargemeinde. Da ich dachte, man habe vortragsmäßig gestuhlt, hatte ich meine Trinkflasche(n) nicht mitgenommen. Ein Fehler. Der Veranstalter hatte großzügig mit Tischen und Stühlen gestuhlt. Männlein und Weiblein fing erst einmal an, große Portionen aller Art zu bestellen und in aller Öffentlichkeit (!) zu verzehren. Und Getränke jeden Geschmacks und jeder Richtung wurden aufgefahren. Nur ich hatte nix. Nicht mal Wasser, denn das durfte ich ja nicht trinken. Ein schwerer Abend für mich. Habe aber durchgehalten. Also: Bitte an so etwas denken! Die Kräuterspirale geht langsam ihrer Fertigstellung

	entgegen. Man sieht schon, wie sie einmal werden wird. Und das Gewicht? Es geht jetzt hundertgrammweise mal hoch und auch mal runter, alles innerhalb von zwei Kilos. Es ist ganz schön kalt geworden. – Glaube ich. Doch der Blick aufs Thermometer sagt mir, dass es tatsächlich nicht kälter wurde. Ich friere nur schneller, wohl weil mir das »Fett« jetzt fehlt zum Verbrennen. So etwas kenne ich nicht, habe immer schön warme Hände – gehabt ... Bin ganz schön schlank geworden. Alle, die mich sehen, denken: Der hat wohl Krebs. Ich weiß aber: Dem war mal so. Bald nicht mehr!
Der 35. Tag	Von jetzt an ging's bergab ... Alles ist mir zuwider: • die Geschmacksnerven rebellieren, • stets dieselben Tees, • und der Gemüsesaft wird auch nicht besser (anfangs hatte er ausgezeichnet geschmeckt!), • immer dasselbe »Mittagessen«, • keine Abwechslung ... • Ich will aufhören! • Ich habe einfach genug ... (Einschub im Dezember 2005, nachdem ich das Breuss-Fasten ein zweites Mal – diesmal aus reinen Studiengründen und als Regenerationskur – gemacht hatte: Der Gemüsesaft kann durchaus schmecken. Dazu mehr im Kapitel 10. Und zu meiner zweiten Kur habe ich ja bereits im Vorwort einiges gesagt.) Zurück zum Tagebuch: Da muss ich meiner lieben Frau sehr dankbar sein. Sie hat mich immer wieder bestärkt, mit der Kur weiterzumachen, sie nicht eine Woche vor dem Ende abzubrechen. Sie hatte Recht. Absolut Recht! Und ich habe es dann ja auch geschafft! Weil die Zeit um den 35sten Tag so gefährlich ist fürs Durchhalten, habe ich ihr in diesem Buch eine eigene Anlage mit verschiedenen Tipps gewidmet.

Die letzte Woche	Die sechste Woche: Es geht wieder, ich habe den toten Punkt überwunden. Und dies, obwohl ich die Hilfsmittel dazu, die Breuss in seinem Buch versteckt hat, nicht gefunden hatte. Heute wüsste ich, wie ich mir helfen kann.
	Bald ist es also geschafft: Sowohl die Kräuterspirale wird fertig als auch die Breuss-Kur.
	Ein kleine Story am Rande, die zeigt, wie genau wir das mit dem verbotenen Essen genommen haben: Beim Bepflanzen der Kräuterspirale habe ich auch die Kräuter dorthin verpflanzt, die im Garten in anderen Beeten wuchsen, so auch den Schnittlauch. Bei einer Pflanze war ich mir nicht sicher, ob dies auch wirklich Schnittlauch ist, denn sie war fast doppelt so hoch wie normaler Schnittlauch. Ich brach einen Halm ab und wollte ein Stück davon in den Mund nehmen, um ihn zu kosten. »Halt!«, rief meine Frau, »du darfst doch nichts essen!«. Und schon flog der Halm in hohem Bogen wieder aufs Beet zurück. So genau haben wir das mit dem Fasten genommen!
	Das Gewicht hat sich bei 85 kg eingependelt, was einem Gewichtsverlust von insgesamt 20 kg entspricht. Mein »ideales Kampfgewicht« ist erreicht!
	Breuss sagt, dass man in 42 Tagen 5 bis 15 Kilos abnehmen würde. Bei mir waren es 20.
Fazit nach 42 Tagen	Das Fasten war leichter, zumindest in den ersten vier, fünf Wochen, durchzustehen, als ich dies gedacht hatte. Ich fühlte mich, bis auf die letzte Woche, wohl dabei.
	Die während der Kur nicht eingenommenen Medikamente zur Blutdrucksenkung nehme ich auch heute nicht, weil mein Blutdruck seit dem Fasten in Ordnung ist. Gleiches gilt für die Schilddrüsenpräparate, die ich 40 Jahre lang geschluckt habe. Zum Wohle der Pharma-Industrie. Abgenommen habe ich insgesamt 20 Kilo, von denen allerdings in den ersten Monaten nach der Kur wieder

	10 drauf waren. Dabei soll(te) es aber bleiben. Zwei Jahre nach dem langen Fasten weiß ich, dass dies bei etwas Mäßigung im Essen und Trinken (Wasser ist damit nicht gemeint) und einer Essensumstellung (siehe Kapitel 8) ohne größere Probleme möglich ist.
	Jetzt heißt es, sich langsam wieder ans Essen zu gewöhnen (Kapitel 8).
Die ersten 14 Tage nach der Kur	Ich weiß, dass meine ersten 14 Tage nach der Kur nicht ganz so verliefen, wie Breuss das in seinem Buche sagt. Aber Sie wollen ja wissen, wie ich die Kur gemacht habe: Sekundengenau um Mitternacht des 42-sten Tages – also unmittelbar nach Ende der Kur – habe ich eine Banane mit Genuss gegessen. Ich wusste gar nicht, wie gut Bananen schmecken!
	In den nächsten Tagen und Wochen nahm ich dann leichtere Kost zu mir, d.h. ich verzehrte (noch) mehr Gemüse und auch (noch) mehr Fisch als früher.
	Anfangs kleinere Portionen, die aber in der zweiten Woche schon größer wurden.
	Allerdings esse ich jetzt nicht mehr so viel wie vor der Breuss-Kur. Abends sind es beispielsweise nur noch zwei Scheiben Brot gegenüber vier vor der Kur. Probleme mit der Umstellung hatte ich absolut keine.
	Wie wir, meine Frau und ich, nach meiner Kur unsere Ernährung umgestellt haben, steht im Kapitel 8.
	Und wie Sie sich künftig besser ernähren, zeige ich Ihnen – als Vorschlag oder Tipp – in Kapitel 8 und 9.
	14 Tage nach der Kur habe ich mich dann ärztlich untersuchen lassen. Ergebnis: Alles in Ordnung. Man freut sich.

20 Kilogramm abgenommen

Wer 42 Tage nichts isst, nimmt in aller Regel ab. Das muss nicht so sein, das war bei mir aber so. Von 105 kg vor der Kur war ich runter auf 85 kg nach der Kur, bei einer Größe von 187 cm.

Die unten abgebildete Hose hatte ich kurz vor der Breuss-Kur gekauft, nicht wissend, dass ich bald drauf fasten würde. Die Hose passte zunächst prima. Nun könnte ich locker Reklame für eines dieser Abspeckmittel machen.

Vier Wochen nach dem Fasten hatte ich 9 Kilo wieder zugelegt. Seither halte ich dieses Gewicht in etwa, hätte aber mein Ausgangsgewicht von 105 Kg längst wieder, wenn ich das gewollt hätte. Und wenn ich

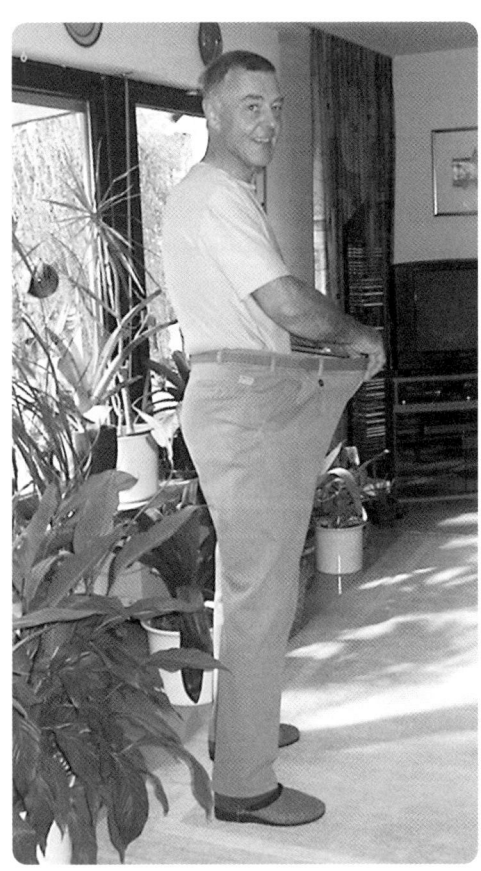

meine Ernährung nicht umgestellt hätte, wäre dies sogar sehr schnell der Fall gewesen.

Der eine mehr, der andere weniger

Nicht jeder nimmt so viel ab wie ich. Man muss dabei nämlich berücksichtigen, dass ich während des Fastens nicht nur körperlich schwer gearbeitet, sondern auch noch intensiv Sport betrieben habe. Und man muss abnehmen wollen. Ich wollte das.

Kapitel 9

Dauerauftrag: Immunsystem stärken!

So schädigen wir unser Immunsystem

In diesem Kapitel möchte ich Frau Dr. med. Carstens zu Wort kommen lassen, weil wir auf ein intaktes Immunsystem angewiesen sind, wenn wir gesund werden und bleiben wollen.

In ihrer Publikation »Diagnose und Therapie von Krebs mit Mitteln der Erfahrungsheilkunde« schreibt sie unter anderem: »Krebs, eine Krankheit, die viele Jahre braucht, um erkennbar zu werden, und von der man sagt, sie habe viele Ursachen, ist sicher beeinflussbar, zumindest in Teilbereichen.«

Wenn man also gar nichts in seinen Lebensgewohnheiten ändert, besteht erhöhte Gefahr, dass einige schädliche Faktoren weiter wirken.

Dies können sein:

• eine vererbte Veranlagung,
• eine falsche Ernährung und
• seelischer Stress.

Der bekannte Arzt und Naturwissenschaftler Johannes Kuhl ist der Ansicht, dass diese drei Ursachen zu einem gestörten Basen-Säuren-Gleichgewicht im Körper und dadurch zu einer schweren Beeinträchtigung der Zellfunktionen führen.

Es entsteht die geschädigte Zelle, noch nicht die Krebszelle. Wenn nun auf diese bereits geschädigte Zelle über Jahre hinweg weitere belastende Faktoren einwirken, entwickelt sie sich schließlich zur Krebszelle.

Dr. Carstens schreibt dann weiter: »Es handelt sich um folgende Schädlichkeiten:

• Sauerstoffmangel (zu wenig Bewegung an frischer Luft),

• Chemikalien aus der Luft, dem Wasser, Nahrungsmitteln und Pharmaka,

• Strahlung durch Röntgen, Baustoffe und möglicherweise die sog. Erdstrahlen (ich füge hinzu: Elektrosmog, Handy, Bildschirm etc.),

• Virusinfekte,

• verborgene Entzündungsherde (z. B. Zähne oder Mandeln),

• Amalgamfüllungen in den Zähnen und

• Candida-Pilzinfektionen.« [*]

[*] Der Hefepilz Candida existiert auf natürliche Art im Darmsystem, geht ein gutes Miteinander mit nützlichen Darmbakterien ein und wird von Mikroorganismen reguliert. Wenn der Darm jedoch die verkehrten Arten an Bakterien enthält, kann der Pilz ungehemmt wachsen. Eine Ernährung, die reich an Hefe, Zucker und Milchprodukten ist, kann das Problem noch zusätzlich verschlimmern, insofern dass der Candidapilz bei dieser Nahrung prächtig gedeiht. Er schädigt den Darm und verursacht ziemlich ernsthafte Symptome und Folgeerkrankungen.
Eine übertriebener Anwendung von Antibiotika, Kortisonbehandlung, zu viel Zucker, falscher Ernährung, Antibabypillen oder Schwermetallbelastung können ein Pilzwachstum resultieren, das letztlich den Darm perforiert. Dies kann dazu führen, dass Partikel aus dem Darm, die normalerweise mit dem Stuhlgang ausgeschieden worden wären, stattdessen ins Blut eindringen. Das Immunsystem wird mit Fremdkörpern überschwemmt und es endet damit, dass Allergien u. Ä. entstehen.
Wenn der Candidapilz wächst, hat man einen großen Drang nach den Dingen, von denen der Pilz lebt, z. B. süße Sachen, weißes Hefebrot, Milchprodukte, Alkohol.

So helfen wir unserem Immunsystem

In diesem Buch geht es bekanntlich nicht um Krebs, es geht um das Heilfasten nach Breuss. Lassen Sie mich trotzdem noch mal Frau Dr. Carstens zitieren, denn ihre Ausführungen zeigen den Hintergrund des Breuss-Fastens und seine Erfolge in der Naturheilkunde auf.

Frau Dr. Carstens schreibt: »Einige dieser Faktoren kann nur der Arzt in den Griff bekommen – so den verborgenen Entzündungsherd, den Virusinfekt sowie die Amalgam- und Candidabelastung.

Die restlichen Belastungen hängen weitgehend vom Verhalten des Patienten ab. Wir sind also nicht wehrlos dem Krebs ausgesetzt! Wir können uns schon in gesunden Tagen bemühen, vernünftig zu leben und einer Krebsentstehung den Boden zu entziehen. Das heißt nicht, freudlos leben und auf alles Schöne zu verzichten. Im Gegenteil, wir werden uns wohler, leistungsfähiger und froher fühlen.

Wenn aber schon die Diagnose «Krebs» gestellt wurde, tragen wir durch unser Verhalten wesentlich zur Gesundung bei. Am leichtesten ist das bei der **Ernährung**.

Hier empfiehlt sich eine einfache naturbelassene Kost, d.h. nicht gespritzt, nicht konserviert, nicht zerkocht.

Falls Obst und Gemüse nicht roh genossen werden können, sollte man es so kurz wie möglich dünsten.

Besonders gut verträglich ist morgens ein Glas zur Hälfte gefüllt mit Möhrensaft und zur Hälfte mit Rotebetesaft – entweder selbst durch den Entsafter hergestellt oder vom Reformhaus in Flaschen gekauft. Ebenso gesund ist der berühmte Breuss'sche Gemüsesaft – ebenfalls erhältlich im Reformhaus oder in der Apotheke.

Meiden sollte man Zucker und weißes Mehl, also Weißbrot, Brötchen, Kuchen und Nudeln. Sie sind wertlos und enthalten darüber hinaus die Rohstoffe (Zucker und Stärke) für die krankhaft gesteigerte Milchsäure der Krebszellen und nähren zusätzlich die Candidapilze.«

«Schließlich sei noch auf eine weitere Beobachtung hingewiesen«, schreibt Frau Dr. Carstens weiter und fährt fort: «Ebenso wie bei den verschiedenen Tiergattungen und beim Menschen die Wachstumsgeschwindigkeit des Neugeborenen von dem Eiweißgehalt der Muttermilch abhängt, so hängt auch die Wachstumsgeschwindigkeit des Tumors vom Eiweißgehalt der Nahrung ab. Das bedeutet:

Der Tumorpatient hat es selbst in der Hand,
ob der Tumor schnell oder langsam wächst.

Hält er eine eiweißarme Kost ein, kann sich der Tumor nicht mehr weiterentwickeln, weil auch der Tumor zum Wachstum Eiweiß benötigt. Andererseits baut der Körper bei fehlender Eiweißzufuhr dort Eiweiß ab, wo er es am ehesten entbehren kann, nämlich beim Tumor.

Die Konsequenz aus diesen Fakten ist eindeutig: Nach der Operation und im Stadium erhöhter Rezidifgefahr (Anm. des Autors: Ursache ist meist eine unvollständige Entfernung des Tumors, die nach einiger Zeit zu einem erneuten Auftreten der Krankheit führen kann) sollte eine drastische Eiweißeinschränkung stattfinden.«

So weit Frau Dr. med. Veronika Carstens.

Führt Eiweiß zur Übersäuerung?
Und wenn JA, was bedeutet das?

Der Säure-Basen-Haushalt

Eine entscheidende Rolle für die Gesundheit des Menschen spielt der Säure-Basen-Haushalt. Das Verhältnis von Säuren und Basen wird durch den pH-Wert in einer Skala von 0 (sauer) bis 14 (basisch) gemessen. Liegen Säuren und Basen zu gleichen Teilen vor, herrscht Neutralität mit einem Wert von 7,0. In unserem Körper sind Säuren und Basen aber nicht ganz ausgeglichen. Wissenschaftliche Studien besagen, dass 80 bis 90 Prozent der Deutschen permanent leicht übersäuert sind. Welche Ursachen sind hierfür verantwortlich, und welche Auswirkungen hat dies?

Übersäuerung durch falsche Ernährung?

Als Hauptursache wird vor allem die Ernährung verantwortlich gemacht. Der Hauptanteil besteht bei den meisten Menschen aus Säurebildern wie Fleisch, Fast Food, Weißmehl, Zucker, Kaffee, kohlensäurehaltigen Getränken und Alkohol. Nur etwa 20 Prozent setzen sich aus Basenbildern wie Obst, Gemüse und stillem Mineralwasser zusammen, oft ist dieser Anteil sogar noch geringer. Lassen Sie sich hierbei nicht in die Irre führen: Nicht das, was sauer schmeckt führt zur Übersäuerung, sondern das, was im Verdauungsprozess zu Säure »verstoffwechselt« wird. So macht zu viel Zucker den Körper sauer, Essig hingegen wirkt sich basisch aus.

Doch nicht nur die Ernährung spielt eine Rolle, auch Stress und seelische Zustände beeinflussen den Säure-Basen-Haushalt. Ärger, Überlastung, Frustration, Angst, Lärm und Nikotin machen den Körper sauer. Und schließlich werden auch Umweltgifte und Medikamente wie Säuren verstoffwechselt.
Schreitet die Übersäuerung fort, kann es zu weiteren Symptomen kommen: Chronische Antriebsschwäche, rasche Ermüdung, Infektanfälligkeit, depressive Verstimmungen, Ruhelosigkeit, Muskelkrämpfe, Gelenkbeschwerden und sogar Haarausfall sowie Ekzeme können auftreten.

Der Volksmund macht es deutlich: Man fühlt sich ausgelaugt. Werden dem Körper weiterhin zu wenig Mineralstoffe zugeführt, muss er sich seiner eigenen Mineralstoffdepots bedienen. Wird nicht dagegen gesteuert, kann es zu schweren Krankheiten wie Gicht, Nierensteinen, Rheuma, Diabetes oder sogar Herzinfarkt und Krebs kommen.

Mögliche Übersäuerung testen

Sie brauchen es nicht so weit kommen zu lassen. Um herauszufinden, ob Sie sauer sind, können Urinteststreifen aus der Apotheke schnell Klarheit verschaffen. Denn die im Überschuss produzierten Säuren werden über die Nieren ausgeschieden und können im Urin nachgewiesen werden. Dazu braucht man nur morgens nach dem Aufstehen einen Reagenzstreifen (z. B. «Neutralit« der Firma Merck) in den Urin kurz einzutauchen und die Verfärbung mit der aufgedruckten Farbskala zu vergleichen.

Tagsüber wechselt der Säuregrad ständig und ist nicht so aussagefähig wie am Morgen. Angestrebt wird ein neutraler Urin (in der Fachsprache «ph 7«). Niedriger als 7 ist sauer, höher als 7 ist basisch.

Werte zwischen 6,5 und 7,5 sind normal.

Folgerungen aus dem Test

Liegen Ihre Werte im sauren Bereich,

- überprüfen Sie zuerst Ihre Ernährungsgewohnheiten. Da der Körper in seinen festen Bestandteilen zu 80 Prozent aus Basen bildenden und zu 20 Prozent aus Säure bildenden Stoffen besteht, empfahlen Ernährungsforscher schon vor etwa 80 Jahren, dieses Verhältnis auch auf dem Speiseplan zu erreichen (d.h. 80% Obst und Gemüse essen!),

- achten Sie darauf, genügend kohlensäurefreies (stilles) Wasser zu trinken,

- halten Sie sich an den Rat von Rudolf Breuss, sich eine Stunde am Tage sportlich an frischer Luft zu bewegen. Sport unterstützt den Körper bei der Ausscheidung von Säuren über den Schweiß.

Je weniger Eiweiß desto besser für den Körper?

Frau Dr. med. Carstens schreibt in ihrer Dokumentation darüber: »Seit langem weiß man, dass bei vielen chronisch Kranken das Gewebe übersäuert ist. Für die Übersäuerung ist neben den erwähnten Kohlehydraten (Zucker und Stärke) vor allem Eiweiß verantwortlich (nach Sander F. F. ›Der Säure-Basen-Haushalt des menschlichen Organismus‹, Hippokrates Verlag, Stuttgart 1953).

Welches sind nun die Gefahren, die durch die Übersäuerung entstehen?

- Die Zellatmung wird herabgesetzt (weil die überschüssigen H-Ionen den Sauerstoff binden).

- Die Harnsäure wird nicht genügend ausgeschieden und lagert sich als Salz ab.

- Im sauren Milieu gedeihen milieueigene Keime besonders gut. Es kommt zu häufigen Harnwegsinfektionen, die den Menschen schwächen.«

Übersäuerung durch Eiweiß vermeiden!

Frau Dr. Carstens schreibt weiter: »Damit die Übersäuerung rückgängig gemacht bzw. vermieden wird, sollte die Eiweißzufuhr vermindert werden, bei gleichzeitig vermehrtem Verzehr von Obst, Gemüse und Salat (Anm. vom Autor: Nicht nur den Salat und das Obst, sondern auch das Gemüse als köstlichen, gesunden Frischkostteller sollte man so oft wie nur irgend möglich roh verzehren!).

Übersäuerung des Gewebes ist also die eine schädliche Folge einer übermäßigen Eiweißkost, aber es besteht noch eine zweite Gefahr: Das Eiweiß wird in die Arterienwand eingelagert, führt auf diesem Weg zur Sauerstoffverarmung der Gewebe und schränkt deren Funktionen ein (Prof. Wendt ›Die Eiweißspeicherkrankheit‹, Haug Verlag, Heidelberg 1984).

Die größte Gefahr eines zu hohen Eiweißanteils in der Nahrung beruht darin, dass im Darm durch bakterielle Zersetzung gefährliche Fäulnisprodukte entstehen.

Gefährlich aus zwei Gründen:

1. Es konnte nachgewiesen werden, dass eine gesetzmäßige Beziehung zwischen Darmfäulnis und der Zahl der weißen Blutkörperchen und der Höhe des Blutfarbstoffes besteht.

2. Die Folge ist eine weitere Sauerstoffverarmung (denn der rote Blutfarbstoff ist Sauerstoffträger des Blutes) und Verminderung der körpereigenen Abwehr durch Verminderung der weißen Blutkörperchen.«

So weit Frau Dr. Carstens in ihrer Dokumentation »Diagnose und Therapie von Krebs mit Mitteln der Erfahrungsheilkunde«, die vom Markt verschwunden ist und nicht nachgedruckt wird.

Für mich bleibt das Fazit, das ich für mich aus dem Vorgenannten ziehe und das ich Ihnen anempfehle:

Der gesunde Mensch hat es selbst in der Hand,
ob und wie lange sein Immunsystem einen drohenden Krebs
in Schach halten kann!

Tipps rund ums Thema »Gutes Essen«

Lehren aus dem Fasten

Das Breuss-Fasten kann – besser: sollte – Impuls für eine Änderung des Lebensstils sein. Die positiven Erfahrungen des Fastens bewirken oftmals eine gesundheitsbewusstere Lebensführung. Denn das Fasten ist in unserer hektischen Zeit eine Art Besinnung, ein In-sich-Gehen.

Es verhilft vielen Menschen dazu, ihr inneres Gleichgewicht zu stabilisieren und birgt ein hohes Potenzial seelischer und geistiger Bereicherung.

Das Heilfasten nach Rudolf Breuss kann der Einstieg sein in eine langfristig gesunde Gewichtsabnahme. Denn nicht nur der bewusste Umgang mit Nahrungsmitteln, sondern auch das langsame Kauen und regelmäßige Bewegung (z. B. Nordic-Walking oder lange Spaziergänge) tragen zum Erfolg nicht nur der Kur, sondern auch der langfristigen Gesundung bei.

Wichtig: Ein intakter Stoffwechsel

Unser Körper wird aus dem geformt, was wir essen und trinken. Jede einzelne kleine Zelle braucht ihre spezielle Nahrung, um die Funktionen in unserem Körper zu erfüllen. Und damit diese Nährstoffe überhaupt dort ankommen, wo sie hingehören, ist ein intakter Stoffwechsel notwendig.

Für einen intakten Stoffwechsel wiederum brauchen wir einen gesunden Darm, der die Hauptaufgabe bei der Verwertung unserer Nahrung übernimmt. Das Breuss-Fasten bietet durchaus die Basis für solch einen gesunden Darm.

Wenn man jedoch einen dauerhaften Erfolg für seine Gesundheit erzielen möchte, dann ist es unbedingt notwendig, auch die Ernährung dauerhaft daraufhin abzustimmen (siehe dazu auch »Unser neues Ernährungsprogramm«, Kapitel 8).

Nicht alles in sich hineinstopfen!

Dazu zählt nicht nur die bewusste Auswahl der Lebensmittel (frisch und naturbelassen), sondern auch die Fähigkeit, »richtig« zu essen. Besonders wichtig ist hierbei, dass man langsam und mit Bedacht seine Häppchen zerkaut. Erstens trainiert man damit seinen Geschmackssinn, zweitens entlastet man dabei seinen Verdauungstrakt ganz enorm und, was nicht zu verachten ist, man merkt eher, wann man satt ist.

Der Sättigungseffekt setzt beim Menschen nämlich erst nach etwa 20 Minuten ein.

Wer das ignoriert und sein Essen in Windeseile in sich hineinstopft, »überfrisst« sich daher recht häufig, kein Wunder, wenn es dabei zu Fettleibigkeit, Verdauungsbeschwerden, Magengeschwüren und anderen unangenehmen Dingen kommt.

Gesund bleiben

Wenn Sie nach dem Fasten gesund bleiben wollen, so empfiehlt sich eine einfache, naturbelassene Kost, d.h. nicht gespritzt, nicht konserviert, nicht zerkocht und schon gar nicht wieder aufgewärmt. Also keine Fertiggerichte, keine Halbfertigware aus dem Kühlregal im Supermarkt, sondern alles möglichst frisch! Sie müssen diese Hinweise nicht 100prozentig befolgen, 90prozentig reicht auch!

Falls Obst und Gemüse nicht roh genossen werden können, sollte man es so kurz wie möglich dünsten. Achtung: Da stand »Falls das Obst und Gemüse nicht roh genossen werden kann«, d.h. es sollte möglichst roh gegessen werden. Legen Sie doch zwei- oder dreimal in der Woche einen Rohkosttag ein. Schauen Sie, wie wir unsere Ernährung umgestellt haben!

Wenn Sie schon nicht, wie wir, morgens nur Obst essen, dann hilft Ihnen dieser Hinweis bestimmt weiter, um sich bereits beim Frühstück gesund zu ernähren: Besonders gut verträglich ist morgens ein Glas zur Hälfte gefüllt mit Möhrensaft und zur Hälfte mit Rotebetesaft, entweder selbst gepresst oder als Fertigware erworben (z. B. von Biotta).

Ebenso gesund und empfehlenswert ist ein Glas Breuss'scher Gemüsesaft, wie Sie ihn ja von der Kur her kennen.

Was Sie unbedingt meiden sollten

Meiden sollte man Zucker und weißes Mehl (siehe Literatur-Verzeichnis, »Zucker, nein danke!«) als Weißbrot, Brötchen (auch die mit aufgeklebten Körnern!), Kuchen und Nudeln. Sie sind wertlos und enthalten darüber hinaus die Rohstoffe (Zucker und Stärke) für die krankhaft gesteigerte Milchsäure der Krebszellen und nähren zusätzlich die Candidapilze (siehe dazu auch die vorangegangenen Ausführungen).

Was Sie auch noch meiden sollten ist Schweinefleisch in jeder Verarbeitung oder Erscheinungsform, gleich ob als Schnitzel, als Met oder als Wurst. Nicht umsonst ist im Islam der Genuss von Schweinefleisch absolut tabu. Auch in kälteren Regionen. Wer die prall mit Hormonen voll gepumpten Schweine in den riesigen Zuchtanlagen mal gesehen hat, der weiß, wovon ich spreche.

Wiedererhitzte Speisen

Wenn man Hunger hat, sagt Breuss, dann ist es ein Zeichen, dass Zellen abgestorben sind, die durch frische Kost wieder ersetzt werden. Isst man aber wiedererwärmte bzw. wiedergekochte, also vitaminarme Speisen, dann werden eben diese Zellen, auf lange Sicht gesehen, nicht ersetzt.

Also sind wiedergekochte Speisen nicht nur wertlos, sondern können sogar schädlich sein. Wiedererhitzte Speisen sind nur noch nutzlose Nahrungsmittel (Ballast), aber keine <u>Lebens</u>mittel mehr.

Ein Lebensmittel ist es nur dann, wenn man davon leben kann. Wichtig zu wissen: Bereits fertiggekochte, tiefgekühlte Speisen zählen zur aufgewärmten Kost. Was man sich merken sollte:

Nie mehr wiedererhitzte bzw.
wiedergekochte Speisen essen!

Noch mal zurück zum Thema Eiweiß

Eine zentrale Bedeutung kommt nach Aussage von Frau Dr. Carstens dem Eiweiß in der Ernährung des Krebskranken und des gerade Geheilten zu. Deshalb gibt sie folgende Ratschläge bezüglich der Eiweißzufuhr:

Während der ersten 3 bis 4 Monate nach einer Krebsoperation (für die Chemo gilt das ganz genauso, und in Abwandlung sicher auch für die Zeit nach einer erfolgreichen Breuss-Kur gegen den Krebs, nur nicht in so langen Zeiträumen gerechnet) »nichts vom Tier« essen (mit Ausnahme von Butter und Sahne). Das bedeutet also auch keine Milchprodukte und auch keine Eier.

Danach »nichts vom toten Tier« essen, d.h. kein Fleisch, Fisch oder Geflügel, aber wohl Milch, Käse und Eier in geringen Mengen.

In späteren Stadien, wenn sich Gesundheit, Stabilität und das Immunsystem wieder eingestellt haben: weniger Fleisch (vielleicht ein- bis zweimal pro Woche), aber kein Schweinefleisch.

Bei der erstgenannten strengen Form eiweißarmer Kost (die sich unter der Kurzform »nichts vom Tier« leicht einprägt, braucht niemand Mangelzustände zu befürchten, denn folgende Zahlen sind wenig bekannt, aber richtig:

- Vollkornbrot enthält   14 % Eiweiß
- Fleisch enthält   20 % Eiweiß
- Soja enthält   40 % Eiweiß
- Hartkäse enthält   45 % Eiweiß

Mit Vollkornbrot, Müsli sowie ab und an etwas Sojazusätzen zu den Mahlzeiten ist für den notwendigen Eiweißbedarf nach der Kur gesorgt, aber es findet eben keine Überversorgung mit den vorher beschriebenen Gefahren statt.

Gutes Essen

Es liegt an Ihnen, an Ihnen ganz allein, ob Sie sich richtig, ob Sie sich gesund ernähren.

Wenn ich es geschafft haben sollte, dass Sie beim nächsten Einkauf die Inhaltsangaben auf den Etiketten mal genauer unter die Lupe nehmen, wenn Sie das eine oder andere »schöne« Stück wieder ins Regal zurück legen und dafür etwas Gesünderes in den Einkaufswagen legen, dann hätte ich viel erreicht.

Dann sage ich – für Ihren Körper – »danke«.

Tipps rund ums Thema »Gutes Wasser«

>»Ohne Wasser ist kein Heil.«
>*(Johann Wolfgang von Goethe)*

Klares Quellwasser aus großer Tiefe, geschöpft in Gottes freier Natur, mitten in einem großen, kühlen Waldgebiet, was gibt es Gesünderes auf der Welt?

Ein Wunschbild ...

Im Vertrauen auf dieses Wunschbild, und weil in der Zeitung immer wieder steht, dass das Leitungswasser geprüft und von ausgezeichneter Qualität sei, sagen viele: »Für mich gibt es nichts Besseres als **Leitungswasser.** Denn dieses Wasser ist das best kontrollierte Lebensmittel in Deutschland!«

Leitungswasser – das meist kontrollierte Lebensmittel?

Das meiste Wasser zum Trinken und zur Speisezubereitung holen wir zu Hause aus unserem Wasserhahn. Und da fangen die Probleme an. Wir lesen zwar immer wieder in der Zeitung, dass die Wasserqualität nach der letzten Proben-Entnahme eine gute Qualität habe, da es die Grenzwerte einhalte, und damit den gesetzlichen Normen entspreche.

Eines steht aber meist nicht in der Zeitung, nämlich, dass diese Grenzwerte in den letzten zwanzig Jahren fünfmal angehoben worden sind, weil sonst das Wasser den vorgegebenen, alten Grenzwerten nicht mehr entsprochen hätte. Man hat also nicht dafür gesorgt, dass die Qualität des Wassers wenigstens gehalten wird, sondern hat einfach die Qualitätsanforderungen gesenkt.

So macht man das wohl aus Kostengründen, denn es würde Millionen und Milliarden kosten, wenn man die zunehmende Verunreinigung unseres Wassers zum Beispiel mit Bakterien, Hormonen und Medikamenten durch bessere, optimierte Klärung beseitigen würde.

Wer – wie ich – im ländlichen Raum wohnt, kann immer wieder, auch heute noch, erleben, dass die Bauern ihre Gülle, aber nicht nur die, munter auf ihren Felder verteilen. Dass sie damit nicht nur ihren Söhnen und Enkeln das Land vergiften, sondern auch unser Trinkwasser in immer höherem Maße verschmutzen und versalzen, scheint sie nicht zu stören – und unseren Staat auch nicht.
Das ist ja die »gesunde Landluft«. Wenn man, wie bei uns, Nitratwerte von fast 50 mg/l im Trinkwasser findet, dann ist dieses Wasser eigentlich nicht mehr zum Verzehr geeignet.

Zudem sollte man wissen, dass die staatlichen Grenzwert- und damit Qualitätsmessungen nicht in unseren Häusern, sondern kilometerweit weg an der »Quelle«, nämlich im Wasserwerk, gezogen werden. Verunreinigungen durch die öffentlichen Leitungen und die Hauswasserleitungen (Blei- oder Kupferleitungen, Bakterien usw.) werden nicht gemessen. Nicht mal alle Stoffe werden geprüft. Nicht berücksichtigt werden u. a. Medikamentenrückstände, z. B. Hormone, Antibiotika oder Schmerzmittel.

Manche Grenzwerte sind einfach zu hoch: Zum Beispiel für Kupfer beträgt der Grenzwert nach der deutschen Trinkwasserverordnung seit 2003 2,0 mg/l, die EU-Empfehlung für Kleinstkinder ist aber 0,1 mg/l, es ist also 20x zu hoch! Der Grenzwert für Blei beträgt zur Zeit 40 µg und ist damit auch viel zu hoch, wird aber (so ist die Planung) in drei Teilschritten bis 2013 auf 10 µg gesenkt. (Warum nicht sofort und warum noch viel tiefer?)

Erst nach der Messung im Wasserwerk schickt man das Lebenselixier (man traut sich diesen Ausdruck fast nicht zu schreiben) auf den langen Weg durch die oft Jahrzehnte oder gar Jahrhunderte alten Wasserleitungen zu uns nach Hause. Dort angekommen fließt es durch die, auch schon oft betagten, Hauswasserleitungen bis hin zum Wasserhahn, wo es dann als das herausfließt, was wir vertrauensvoll noch immer »Wasser, Trinkwasser« nennen.

Es sind also recht große, wenn nicht sogar gewaltige Unterschiede zwischen dem Wunschbild und der Wirklichkeit, zwischen klarem, frischem und gesundem Wasser und dem, was wir bei uns zu Hause aus dem Hahn laufen lassen.

Wie sieht es mit den Schadstoffen im Trinkwasser Ihres Ortes aus? Wie ist die Belastung mit Schadstoffen in *Ihrem* Trinkwasser? Es ist mit Sicherheit nicht schadstofffrei. Schadstoffe wie Nitrat, Blei, Pestizide, das geben auch die Wasserwerke zu, sind im Trinkwasser enthalten, wenn auch die Grenzwerte (siehe an anderer Stelle!) streng überwacht würden.

Tatsache ist, dass das Wasser von heute nicht immer eine gute Qualität hat. Beim zuständigen Wasserwerk sollte sich jeder einmal nach den kritischen Stoffen erkundigen. Meist sind es 33 Einzelstoffe, darunter Blei, Chlor und Nitrat. Fragen Sie nach, ob Ihr Wasser vom Labor z. B. auch auf Bakterien, Viren, Pilze, Hormone, Schmerzmittel und Medikamente untersucht wird. In der Regel gibt es dazu keinen Auftrag.

Leitungswasser also trinken? Kommt für mich, kommt für uns nicht in Frage. Unsere Lösung lesen Sie etwas weiter hinten. Mineralwasser ist es jedenfalls nicht.

Weil manche Menschen auch mitbekommen haben, was mit unserem Leitungswasser passiert ist, sagen sie: »Für mich gibt es nur **Mineralwasser**, denn das ist ja von bester Qualität! Und außerdem sind da ja viele Mineralien drin!«

Mineralwasser

Wasser von bester Qualität?

Zum deutschen Trinkwasser formulierte die Zeitung »GEO« in 2000 in einer Überschrift: »Trinkwasser: Schluck für Schluck ein Kunstprodukt« und schreibt dann weiter: »Aber auch Mineral- und Tafelwässer sind nicht rein. Diese wären oftmals ohne Nachbehandlung zumindest geschmacklich ungenießbar. Daher werden unerwünschte Stoffe (z. B. Eisen) künstlich aus dem Wasser entfernt. (...)«

Und zu den auf den Flaschen angepriesenen Mineralien im Mineralwasser sagt der Sportwissenschaftler Ingo Froboese: »Grundsätzlich deckt jeder Mensch, der sich normal ernährt, seinen Bedarf an Mineralien mit der festen Nahrung«.

Ob die Mineralien im Mineralwasser überhaupt geeignet sind, um vom Körper verarbeitet zu werden, ist umstritten. »In Mineralwässern sind die Mineralien in Molekülen enthalten, die zu groß sind, um vom Körper aufgenommen zu werden.« Die Stoffe würden demnach unverändert mit dem Urin ausgeschieden. Insofern sei Mineralwasser nicht besser als Leitungswasser, das im Übrigen auch Mineralstoffe enthalte, so Froboese.

Hier sind wir aber an einem Punkt angelangt, wo ich mir sage, dass es wohl besser für mich ist, nichts weiter zu formulieren, außer vielleicht ein paar Bemerkungen zum Thema Mineralwasser mit Kohlensäure (gleich, ob »sprudelig« oder »medium«) und zu den Flaschen, in denen es angeboten wird: Kohlensäure macht Ihren Körper noch saurer, als er ohnehin schon ist. Meiden Sie die Übersäuerung (siehe dazu auch den Anfang dieses Kapitels) und trinken Sie stilles Wasser, denn da ist ja keine Kohlensäure drin.

Und das immer aus einer Flasche aus Glas, denn Gesundheitsexperten sagen, dass die Weichmacher der Plastikflaschen ins Wasser übergehen. Je weicher das Plastikmaterial, desto weniger empfehlenswert sei die Plastikflasche.

Jetzt sagen wieder andere: »Für mich gibt es sowieso nur reines, schadstofffreies, **destilliertes Wasser** als das beste Wasser für mich.

In den USA wird **destilliertes Wasser** seit Jahren von Millionen Menschen getrunken!«

Destilliertes Wasser

Aqua destillata – gesund oder bedenklich?
Destilliertes Wasser wird durch Destillation (Verdampfen und anschließende Kondensation) aus normalem Leitungswasser oder aus vorgereinigtem Wasser gewonnen.

Über Jahrzehnte hinweg hieß es bei uns, und für viele Ärzte und Wissenschaftler heißt es auch noch heute: Destilliertes Wasser darf man nicht trinken, davon können die Zellen platzen bzw. es verursachte »Magenbluten«.

Immer häufiger hört man mittlerweile genau das Gegenteil – was für Batterien gut ist, soll inzwischen, glaubt man der »Fit-for-Life«-Bewegung aus den USA, auch für Menschen gut sein. Wichtigstes Argument: Alle Schadstoffe werden entfernt.

Dass destilliertes Wasser eine Gefahr darstellt, sei ein Irrtum, der von vielen kerngesunden Menschen längst widerlegt sei. Inzwischen liest man immer wieder, dass gerade das destillierte Wasser besonders gesund sein soll. Es sei völlig frei von jenen Stoffen, wie z. B. Kalzium, die mit den Jahren zu Ablagerungen (die gefürchtete Verkalkung) in den Blutgefäßen führen würden.

Man glaubte, speziell in Deutschland, dass destilliertes Wasser völlig frei von Mineralien ist, dass die körpereigenen Zellen die Konzentrationsunterschiede gelöster Teilchen auf beiden Seiten auszugleichen versuchen und sich daher bis zum Platzen mit Wasser füllen. Völlig mineralien- und salzfreies Wasser gelangt jedoch nicht in die Zellen, denn auch über feste Speisen kommen diese wichtigen Substanzen in den Körper und vermischen sich im Magen. Gerade hier setzt aber weitere Kritik an: Da das destillierte Wasser völlig mineralstofffrei ist, raube das Wasser dem Körper die wichtigen natürlichen, organischen Mineralstoffe, die der Körper dringend brauche.

Was sage ich nun zum destillierten Wasser? Eigentlich spricht vieles für destilliertes Wasser als »gutes Wasser«. Weil die Diskussion um das destillierte Wasser bei uns aber wirklich noch nicht abgeschlossen ist, möchte ich keinen Ratschlag dazu geben.

Wir trinken weder Leitungswasser, noch Mineralwasser und auch kein destilliertes Wasser. Meine Frau und ich bevorzugen das Wasser, dass wir über eine ausgereifte **Filtertechnologie** im eigenen Hause produzieren.

Wasserfilter

An der Umkehrosmose führt kein Weg vorbei!
Welche Filtertechnologie steht heutzutage überhaupt zur Verfügung? Da wären billige Tisch- oder Tisch-/Kannenfilter, vollelektronische Wassersprudler oder dergleichen Geräte. Sie kosten so zwischen 20 und 800 Euro.

Und was leisten sie für diesen Preis? Die einen fügen lediglich Kohlensäure in das unbehandelte Leitungswasser, andere entfernen lediglich Kalzium und Magnesium durch Kationenaustauscher aus dem Trinkwasser. Für die ausgefilterten Stoffe wird dann ein anderes Kation ins Wasser abgegeben. Erfolg: Der PH-Wert des Wassers wird bis auf PH 4 (gut wäre PH 6,8) abgesenkt. Dies fördert die Übersäuerung des Körpers (Achtung: Schon wieder droht Übersäuerung, siehe weiter vorn in diesem Kapitel). Eine Filterung auf andere Stoffe findet in der Regel nicht statt. Zudem neigen diese Filter durch das »Stehen« des Wassers zum Wachstum von Keimen. Also: Keine Lösung!

Welche Lösung bietet sich denn dann an? Fachleute sagen, dass an der Umkehrosmose kein Weg vorbeiführt, wenn man heutzutage sauberes, trinkbares, gesundes Wasser haben will. Aber was ist Umkehrosmose eigentlich? Fragen wir an bei Wikipedia:

Die Umkehrosmose ist ein physikalisches Verfahren zur Wasseraufbereitung. Sie wird zur Wasseraufbereitung für Trink- und Prozesswasser, zur Abwasserbehandlung und zum Aufbereiten von Aquarienwasser verwendet. Auch Fruchtsaftkonzentrate werden nach diesem Prinzip hergestellt. Bei der Umkehrosmose (auch: der Reversosmose) benutzt man Druck, um den natürlichen Osmose-Prozess umzukehren.

Der anzuwendende Druck muss dabei größer sein als der Druck, der durch das osmotische Verlangen zum Konzentrationsausgleich entstehen würde.

Trinkwasser hat einen osmotischen Druck von weniger als 2 bar, der angewendete Druck für Umkehrosmose ausgehend von Trinkwasser beträgt 4-30 bar, je nach verwendeter Membran und Anlagenkonfiguration.

So weit der theoretische Hintergrund.

Wir haben eine solche Anlage in unserem Hause installieren lassen. Sie ist zwar noch nicht ganz marktreif, wird es aber in wenigen Wochen sein. Unsere Testanlage bietet uns aber schon jetzt gesundes, weiches Wasser aus dem eigenen Wasserhahn!

Unsere Umkehrosmose-Anlage entfernt bis zu 99 % aller Schadstoffe aus dem Wasser. Kern dieses Systems bildet eine mehrschichtige Filter-Membrane, die so kleine Poren hat, dass sie praktisch nur

Wassermoleküle durchlässt. Sie befreit so unser Leitungswasser weitgehend von schweren Metallen, Bakterien und Viren.

Das gefilterte Wasser ist in seiner Reinheit nur mit einigen wenigen natürlichen Quellen zu vergleichen.

Hier die Vorteile einer solchen Anlage:

• Weiches, reinstes, wohlschmeckendes und erfrischendes Wasser aus dem Hahn zum Trinken und zum Kochen: Nicht nur der Tee und Kaffee, auch Gemüse und Suppen schmecken besser und sind gesünder! Sogar zum Haarewaschen ist unser Wasser vorteilhaft: Die Haare werden glänzender, liegen besser und lassen sich sogar besser tönen.

• Günstiger Preis (das ist allerdings relativ, dazu später mehr) – minimale Trinkwasserkosten.

• Kein Transport und keine Lagerung von gepacktem Trinkwasser, keine Entsorgung der Verpackung.

• Eliminierung von
    · Blei,
    · Chlor,
    · Nitrat,
    · Kupfer,
    · Asbest,
    · Arsen,
    · Quecksilber,
    · Aluminium,
    · Uran,
    · Strontium,
    · PCP,
    · DDT,
    · Fluoriden,

· PAKs (Polyzyklische aromatische Kohlenwasserstoffe),

· Benzol,

· Toluol,

· Xylol,

· Kalk,

· Pilzen,

· Herbiziden,

· Pestiziden,

· Bakterien und

· Viren

bis zu 99%.

Auch **Hormone** und **Medikamente** werden herausgefiltert!
• Einfache Montage unter der Spüle. Meist sogar unter dem Sockel der Küche montierbar.

• Kein Stromanschluss erforderlich.

• Vollautomatischer Betrieb. Abschaltautomatik.

• Geringer Platzbedarf mit 20 Liter Vorratstank, davon 12 Liter fertiges Trinkwasser.

• Längere Haltbarkeit unserer Haushaltsgeräte wie Bügeleisen, Wasserkocher, Kaffeemaschine … Das Wasser ist ja kalkfrei!

Blicken wir auch kurz auf einige technische Daten:

1. Stufe: Sediment-Filter	Filtert Schmutz, Rost und Sandteile aus dem Wasser.
2. Stufe: Aktivkohlefilter	Filtert feinste Partikel aus dem Wasser, reduziert Chlor und organische Verunreinigungen.
3. Stufe: Aktivkohleblockfilter	Entfernt restliche Mikro-Sedimente und Chlorreste, schont damit die TFC-Membrane.
4. Stufe: 50 GDP TFC-Membrane aus Polyamid	Mehrschichtige, halbdurchlässige Dünnfilm-Membrane, Kapazität von 190 Litern pro Tag (wichtigstes Filtermodul).
5. Stufe: Inline-Post-Aktivkohle-filter	Filtert nochmals das im Wassertank gespeicherte Wasser, sorgt für einen angenehmen, erfrischenden Geschmack.
Wasserdruck	4-8 bar – für niedrigeren Druck wäre eine Druck-förder-(Booster)-Pumpe zu verwenden.
Maße (cm)	Anlage: 40x20x40 (LxBxH), Tank: 30x30x40, stehend oder liegend einbaubar.
Gewicht	12 kg

Jetzt wollen Sie bestimmt wissen, wo man diese Anlage beziehen kann, und was sie kostet. Unsere Erfahrungen haben Sie ja lesen können. Das Wasser schmeckt wirklich ausgezeichnet. Man meint, bestes Quellwasser aus großer Tiefe zu genießen. Einfach köstlich – und gesund.

Die Trinkwasser-Aufbereitungs-Anlage heißt ganz einfach GUTES WASSER und kostet ca. 2.000 Euro Brutto. Falls Sie an dem System interessiert sein sollten, können Sie Informationen beim Autor erhalten.

Gutes Wasser

Fassen wir das Thema »Gutes Wasser« zusammen:

• je stiller ein Wasser ist, desto besser ist es für Sie,

• am besten wäre natürlich gutes, reines Quellwasser,

• mehrfach gefiltertes Osmose-Wasser kommt diesem natürlichen Quellwasser wohl am nächsten.

Wenn ich es mit meinen Ausführungen zum Thema »Gutes Wasser« erreicht haben sollte, dass Sie sich mit dem Problem »gesundes, gutes Wasser« einmal intensiver beschäftigen und dann als Konsequenz daraus wenigstens auf »Stilles Wasser« statt Mineralwasser mit Kohlesäure umsteigen, dann hätte ich für Ihren Körper doch viel erreicht. Oder?

Kapitel 10

Der besondere Saft

❦

Ein Grundpfeiler der Kur

Die Säfte sind neben den Tees der wichtigste Bestandteil des Breuss-Fastens. Nicht umsonst heißt die Kur bei Rudolf Breuss auch die *Saftkur*. Hier möchte ich Ihnen den Saft nahe bringen und Sie mit dessen Herstellung vertraut machen.

❦

Der selbst gepresste Gemüsesaft

Die tägliche Saftmischung bei der Breuss-Kur besteht aus

- 300 gr. Rote Bete oder Randen bzw. Rote Rüben,
- 100 gr. Karotten, Gelbe Rüben, Möhren oder Rüebli,
- 100 gr. Sellerieknollen,
- 30 gr. Rettich,
- 1 hühnereigroße Kartoffel.

Diese Menge ergibt etwa 1/2 Liter Saft. Unbedingt zum Leben braucht man nur 1/8 bis 1/4 Liter Saft pro Tag, aber bis zu einem halben Liter darf man trinken – und sollte man meiner Meinung nach schon trinken, denn dies ist ja Ihre Nahrung.

Breuss schreibt dazu: »Bis zu einem halben Liter darf man trinken, aber ja nicht müssen!« Und zur Menge des Gemüsesaftes: »Je weniger, desto besser«.

Ich habe den halben Liter in zwei Portionen getrunken: Einen Viertelliter am Vormittag in vielen kleinen Schlucks und den zweiten Viertelliter am Nachmittag in ebenso vielen kleinen Schlucks. Und mir hat er gut getan. Ich war während der Kur stets vital. Und bin es noch heute.

Wenn Sie sich während der Kur mal nicht richtig ernährt fühlen, schwach werden oder sich etwa unwohl fühlen, sollten Sie, das ist *mein* Rat, den halben Liter eher voll ausnutzen. Vorausgesetzt, Sie vertragen das Mehr und es geht Ihnen damit besser.

Geht es Ihnen jedoch nicht besser, so sollten Sie vielleicht einen Tag mit dem Gemüsesaft aussetzen, damit sich der Gaumen und Ihre Geschmacksnerven wieder mal erholen können. Oder Sie verfeinern den Geschmack des Saftes (Kapitel 10, »Wenn der Gemüsesaft nicht schmeckt«).

Wichtig: Die Kartoffel muss beim Gemüsesaft nicht unbedingt dabei sein. Ich habe sie stets mit verarbeitet. Mir hat der Saft trotzdem in aller Regel geschmeckt.

Gemüse einkaufen

Möglichst nur Bio-Gemüse einkaufen und das Gemüse nicht älter als eine Woche werden lassen. Nach Ablauf einer Woche dürfte das Gemüse – auch bei sachgerechtester Aufbewahrung zu Hause – nicht mehr »frisch« sein.

Es spricht nichts dagegen, eher alles dafür, dass Sie Ihr Gemüse täglich frisch vom Markt oder aus dem Bio-Laden holen. Sogar manche Discounter führen Bio-Ware. Einfach mal schauen.

Für Ihren ersten Einkauf habe ich Ihnen eine Einkaufsliste vorbereitet (Kapitel 13, »Einkaufen für die Breuss-Kur«).

৵৽

Wie man den Gemüsesaft zubereitet

Gemüse putzen, nicht schälen (wenn die Kartoffel aufgrund der Jahreszeit zu alt ist, dürfen Sie diese aber durchaus schälen!), in Stangen schneiden, damit diese in das Einfüllrohr passen, im *rohen* Zustand durch den Entsafter pressen und danach durch ein Leinentuch passieren.

Wenn Sie statt des Leinentuches ein Teesieb verwenden wollen (was ich nicht rate, weil der Versuch »schief« gehen wird), so prüfen Sie dessen Eignung so: Sieben Sie frisch gepressten Gemüsesaft mit dem Teesieb, und passieren Sie den Saft anschließend noch durch ein Leinentuch. Befindet sich jetzt in dem Leinentuch kein Satz, so ist das Sieb geeignet. Ansonsten leider nicht.

Gleiches gilt für Super-Gemüsesaftpressen mit Nano- oder ähnlichem Filter. Immer die Leintuchprobe machen!

৵৽

Wofür der Saft im einzelnen gut ist

die Roten Bete oder Randen bzw. Rote Rüben enthalten reichlich Mineralstoffe und helfen, die Immunkräfte des Körpers zu stärken,

• die Karotten oder Gelbe Rüben bzw. Möhren braucht der Körper wegen des Karotins,

131

- die Sellerieknollen braucht er wegen des Phosphors, denn ohne den kann man nicht leben,

- den Rettich- und den Kartoffelsaft braucht die Leber.

Im Behälter, meist wohl ein Glas, in den der Saft aus dem Entsafter fließt, bildet sich nach einiger Zeit in aller Regel ein Satz, den man auch dort belassen sollte. Dies ist die Kartoffelstärke, die beim einen oder anderen dazu führt, dass ihm der Gemüsesaft nicht schmeckt. Tipp also: Nicht umrühren!

Wichtig: Den Gemüsesaft nur schluckweise und gut durchspeichelt trinken!

❧

Soll man den Gemüsesaft selber pressen?

Frisches Gemüse ist wirksamer und, mein Eindruck, schmeckt besser als konserviertes Gemüse.

Wenn man aber selber presst: Möglichst Bio-Gemüse verwenden und das Gemüse nicht älter als eine Woche werden lassen. Nach Ablauf einer Woche dürfte das Gemüse auch bei sachgerechtester Aufbewahrung zu Hause nicht mehr ganz »frisch« sein.

Und welchen Entsafter lege ich mir zu? Ob gekauft oder für die Zeit des Fastens von Bekannten ausgeliehen: Es eignen sich alle Entsafter, die aus Gemüse Saft herstellen.

Bitte denken Sie an die Leintuchprobe (eine Seite zurückblättern!), um zu sehen, ob Ihr Saft von der Reinheit und der Klarheit für die Kur geeignet ist.

Sollten in Abhängigkeit von Ihrem Entsafter (der eine gibt mehr, der andere gibt weniger Saft) die von mir angegebenen Mengen an Gemüse nicht die gewünschte Gemüsesaftmenge bringen, korrigieren Sie die Einkaufsmenge entsprechend.

Gleiches gilt für die Jahreszeit: Frisch geerntetes Gemüse bringt natürlich mehr Saft als eingelagertes.

Wenn der Gemüsesaft nicht schmeckt ...

Ich habe festgestellt, dass der Gemüsesaft vielen Menschen ausgezeichnet mundet. Anderen wiederum schmeckt er überhaupt nicht. Das geht sogar so weit, dass der eine oder andere den Saft nicht behält und sich übergeben muss. Auch Breuss wusste dies, hat allerdings in seinem Buch keinen Hinweis auf Lösungen gegeben.

Aus Erzählungen des Enkels von Rudolf Breuss weiß ich, dass es seinem Opa auch einmal so erging:

Einem Ehepaar hatte der alte Breuss die Saftkur in seinem Hause näher gebracht und dazu den Gemüsesaft frisch gepresst. Beide probierten einen Schluck, und schon würgte es sie. Breuss halbierte draufhin eine Orange, drückte Sie aus und gab den frischen Orangensaft gefiltert dem Gemüsesaft bei. Die beiden Patienten probierten – und das Würgen war nicht nur vorbei, sondern der Saft schmeckte ihnen sogar gut.

Daraus und aus Überlegungen und Tests entwickelte ich verschiedene Gemüsesäfte verschiedener Geschmacksrichtungen.

Alles mit von Breuss erlaubten Mitteln:

Gemüsesaft mit Apfel

Er schmeckt (mir) ausgezeichnet und ist leicht herzustellen. Mein Favorit. Darüber hinaus kann man gleichzeitig frisch gepressten

Apfelsaft in kleineren Mengen produzieren, der die Geschmacksnerven »auf andere Gedanken bringen« kann. Und so produziert man den Gemüsesaft mit Apfel:

Den Gemüsesaft ganz normal herstellen. Doch ehe man ihn durchs Leintuch presst, gibt man noch zwei kleinere oder einen größeren Apfel (zitronengroß) in den Entsafter. Den Brei dann durchpressen und schon hat man ein köstliches Getränk: Den Gemüsesaft mit Apfel.

Gemüsesaft mit Orange

Breussens Favorit. Er schmeckt (mir) auch gut und ist ebenfalls leicht herzustellen. Die Produktion ist der des vorher beschriebenen Saftes vergleichbar. Streiche Äpfel/Apfel, ersetze: 1 Orange. Fertig ist der Gemüsesaft mit Orange.

Gemüsesaft mit Sauerkrautsaft

Manchem schmeckt's, mir nicht. Aber einen Versuch ist es allemal wert: Produzieren Sie den Gemüsesaft wie gewohnt. Fügen Sie dann pro Glas etwa einen Teelöffel voll Sauerkrautsaft hinzu. Wohl bekomm's!

Gemüsesaft mit Zitrone

Schmeckt manchem Patienten und mancher Patientin besonders gut: der Gemüsesaft mit Zitrone.

Tipp: Den Gemüsesaft ganz normal pressen und in ihre, vermutlich zwei, Trinkgläser (das habe ich jedenfalls so gemacht: eines für den Vormittag und eines für den Nachmittag) abfüllen. Eine Zitrone ausdrücken und in jedes Glas einen Teelöffel voll geben. Schon ist der Gemüsesaft mit Zitrone trinkbereit!

Die fertige Gemüsesaftmischung

Fertige Gemüsesäfte bekommen Sie im Reformhaus, in der Apotheke, aber auch in vielen Drogerien oder Drogeriemarktketten.

Achten Sie auf die Bezeichnung »Breuss-Gemüsesaft«.

Kapitel 11

Die besonderen Tees

Zweiter Grundpfeiler der Kur

So oder ähnlich sieht Ihr Tee-Vorrat für die Kur aus.

Salbeitee

Wichtig: Auf den Salbeitee-Packungen und -tüten steht meist eine grundfalsche, gefährliche Information: So wie dies dort angegeben ist, darf man den Tee nicht trinken. Grundsätzlich nicht! Diese Information, bei der der Tee lediglich zieht, aber nicht gekocht wird, betrifft nur das *Gurgeln*! Siehe dazu die Hintergrundinformation auf der nächsten Seite.

Zum **Gurgeln** (hat also nichts mit dem Fasten zu tun!) lässt man 1,5 Teelöffel (ca. 2,5 gr.) Salbeiblätter (bot. Salvia officinalis) 10 Minuten in 150 ml heißem Wasser ziehen.

Zum **Trinken** gibt man ein bis maximal zwei Teelöffel voll (eher weniger als mehr, schmeckt sonst sehr streng) Salbei in 1/2 Liter kochendes Wasser und lässt **ihn genau 3 Minuten kochen** (das ist ein wichtiger Hinweis). Auch für die Zeit nach der Kur oder immer dann, wenn

Sie normalen Salbeitee trinken wollen. Wenn der Salbei 3 Minuten gekocht hat, wegstellen und dann noch je etwa 2 Gramm (eine Prise) Johanniskraut, Pfefferminze, Melisse zugeben. Man lässt dann alles noch 10 Minuten ziehen. *Von diesem Tee kann man trinken, so viel man will – je mehr, desto besser.*

Dieser Tee fördert in Kombination (aber bitte nicht mischen!) mit Storchenschnabelkraut- und Ringelblumentee die Tätigkeit der Ausscheidungsorgane, indem er beim Ausscheiden von Giften entzündungshemmend wirkt.

Tipp: Zur Arbeitserleichterung kann man sich die Zutaten (Johanniskraut, Pfefferminze und Melisse, vorbereitete Etiketten finden Sie in der Anlage) im Verhältnis 1:1:1 als Vorrat mischen und braucht dann nicht jeden Tag die verschiedenen Tüten öffnen und wieder schließen. Man vergisst dann auch keinen der »Zutatentees«.

Hintergrundinformation: Im Salbei ist viel ätherisches Öl, was zum Gurgeln sehr notwendig ist, aber zum Trinken darf es nicht dabei sein. Und darum muss dieser Tee genau 3 Minuten gekocht werden. Nach diesen drei Minuten ist das Öl verkocht und in diesem Moment löst sich ein Ferment, das für alle Drüsen, Rückenmark und Bandscheiben sehr lebenswichtig ist.

Salbeitee ist der wichtigste aller Tees!

Er sollte das ganze Leben lang getrunken werden.

Ringelblumentee

Zur Abwechslung zwischendurch trinkt man **Ringelblumentee** (bot. Calendula officinalis). 1 bis 2 Teelöffel (2-3 gr.) werden mit heißem Wasser (ca. 150 ml) übergossen und nach 10 Minuten durch ein Teesieb gegeben.

Dieser Tee fördert in Kombination (aber bitte nicht mischen!) mit Salbei- und Storchenschnabelkrauttee die Tätigkeit der Ausscheidungsorgane, indem er die so genannte Viromycose, die Zellatmungsstörung im Blut, behebt.

Storchenschnabelkrauttee

Eine Prise des roten Storchenschnabelkrauts (Geranium robertiatum) 10 min. in einer Tasse heißem Wasser ziehen lassen. Pro Tag trinkt man über den Tag verteilt eine Tasse schluckweise kalt.

Dieser Tee fördert in Kombination mit Salbei- und Ringelblumentee die Tätigkeit der Ausscheidungsorgane, indem er die Nieren anregt, Gifte auszuscheiden.

Tee-Spezialmischung

Diese spezielle Tee-Mischung wird zur Vermeidung von Kalk- oder Calciummangel getrunken. Sie besteht aus (selber mischen!):

• Spitz- und Breitwegerich (bot. Plantago lanceolata / major),
• Isländischmoos (bot. Cetraria islandica),
• Lungenkraut (bot. Pulmonaria officinalis),
• Gundelrebe (bot. Glechoma hederacea),
• Königskerze (bot. Verbascum densiflorum) und
• Muttern (botanisch: Meum mutellina).

(Zu Muttern siehe den Abschnitt »Sie bekommen keine Muttern?« in Kapitel 13.)

Von den angeführten Kräutern müssen nicht unbedingt alle sechs im Tee enthalten sein. Ich habe bei der Mischung alle Tees verwendet. Damals gab es allerdings auch noch das Muttern.

Von diesem Tee kann man trinken, so viel man will.
Je mehr, desto besser, sagt Rudolf Breuss.

Tipp 1: Es bietet sich an, diesen Tee auf Vorrat zu mischen. Dazu geben Sie von allen Tees etwa die gleiche Menge in ein Gefäß und mischen gut. Dieses Gefäß anschließend geruchsdicht verschließen (Deckel drauf). Zum täglichen Aufbrühen geben Sie dann pro Tasse eine gute Prise dieser Mischung ins heiße Wasser und lassen den Tee 10 Minuten ziehen.

Tipp 2: Es gibt während der 6-wöchigen Kur sicher die eine oder andere Gelegenheit, wo man in Gesellschaft etwas trinken möchte oder sollte. Da aber Wasser (und alle sonstigen »Genüsse« sowieso) nicht erlaubt ist, habe ich den fertigen Tee, und meist nur diese Tee-Spezialmischung, zu verschiedenen Gelegenheiten in einer Flasche (kalt) mitgeführt und mir vom Gastgeber bzw. vom Bedienungspersonal, das ich vorher eingewiesen hatte, als »Weinschorle« – so sah der kalte Tee für die anderen Gäste dann wirklich aus – servieren lassen. Näheres dazu in Kapitel 7.

Nierentee

Dieser Tee wird selbst gemischt aus 15 gr. Zinnkraut (botanisch: Equisetum arvense), 10 gr. Brennnesseln (botanisch: Urtica dioica, im Frühjahr gesammelt am besten!), 8 gr. Vogelknöterich oder Wegtritt (botanisch: Polygonum aviculare) und 6 gr. Johanniskraut (botanisch: Hypericum perforatum). Diesen sog. Nierentee in diesem Mischungsverhältnis als Vorrat (selber!!! Denn da weiß man, was drin ist!!!) mischen. Dieses Quantum reicht für eine Person ca. drei Wochen. Der Nierentee soll auch nur *die ersten 3 Wochen* des Fastens getrunken werden.

Bei der 14-tägigen Frühjahrskur natürlich nur diese 14 Tage.

Zubereitung: Für die Bereitung der drei halben Tassen Nierentee gibt man eineinhalb Prisen (Menge zwischen Daumen und zwei Fingern) Tee in einen Topf, übergießt sie mit zwei Tassen heißem Wasser und lässt das ganze 10 Minuten ziehen. Dann abseihen und an den Teesatz nochmals zwei Tassen heißes Wasser geben und 10 Minuten kochen, danach erneut abseihen und zusammenschütten.

Unter »abseihen« versteht man das Abgießen einer Flüssigkeit aus einem Gefäß durch ein Sieb. So wird verhindert, dass Teeblätter oder Ähnliches zum Beispiel in eine Teetasse gelangen.

Warum wird dieser Tee so zubereitet? Im Nierentee sind 5 Stoffe, die nicht gekocht werden dürfen, da sie beim Kochen zerstört würden. Dann ist noch ein sechster Stoff (Kieselsäure) enthalten, den wir nur bekommen, wenn man den Teesatz 10 min kocht. Weil sie so gesund ist, schlägt Breuss vor, diese dreiwöchige Nierentee-Kur 3- bis 4-mal im Jahr zu machen, jedoch mit Unterbrechungen von mindestens zwei Wochen.

Zubereitung, eine Frage der Organisation

Sowohl die Gemüsesaftproduktion als auch die Zubereitung der Tees ist wahrlich nicht kompliziert, doch mutet sie vielleicht am Anfang der Kur so an. Nach wenigen Tagen hat sich auch bei Ihnen Routine eingestellt.

Zur Reihenfolge der Arbeit: Es hat sich bewährt, mit der Tee-Produktion zu beginnen, den Gemüsesaft also erst nach der Tee-Zubereitung zu pressen.

Und so ging ich bei den Tees vor:

• Im Wasserkocher etwas mehr als einen 1/2 Liter Wasser zum Kochen bringen.

• Während dieser Zeit in einen Henkeltopf Salbeiblätter geben und die Tassen platzieren sowie die sauber beschrifteten Tee-Vorratsbehälter sortiert dahinter stellen.

• Das kochende Wasser über den Salbeitee gießen und diesen 3 Minuten köcheln lassen.

- Während dieser Zeit neues Wasser aufstellen (in meinen Wasserkocher kann ich 1,7 Liter geben) und zum Kochen bringen.

- Inzwischen die Thermos- und sonstigen Behälter bereit stellen und in die jeweiligen Tassen, die vor »ihren« Vorratsbehältern stehen, die vorgesehene Menge Tee geben.

- Gleiches gilt für die beiden weiteren Henkeltöpfe: Dort hinein kommt der Nierentee und die Tee-Spezialmischung.

- Nach drei Minuten den kochenden Salbeitee beiseite ziehen und die spezielle Salbei-Mischung dazu geben, 10 Minuten ziehen lassen.

- Inzwischen hat das Wasser im Wasserkocher gekocht, und es werden sowohl die Tassen als auch der Behälter für den Nierentee gefüllt. Das kochende Wasser reicht aber nicht ganz aus, um den Behälter mit der Tee-Spezialmischung voll zu füllen. Hierzu muss weiteres Wasser zum Kochen gebracht und damit nachgefüllt werden.

- Nachdem der Salbeitee 10 Minuten gezogen hat, wird er in die für ihn vorgesehene kleinere Thermoskanne (1/2 Liter) gefüllt. Den Rest gab ich in Teegläser zum sofortigen, heißen Teegenuss.

- In den jetzt freien Henkeltopf kommt weitere Tee-Spezialmischung, die mit dem restlichen heißen Wasser überbrüht wird.

- Inzwischen hat der Nierentee 10 Minuten gezogen, wird abgeseiht und darf jetzt 10 Minuten kochen.

- Nachdem die Tees in den Tassen 10 Minuten gezogen haben, werden sie mit Hilfe einer zusätzlichen, großen, leeren Tasse jeweils abgesiebt und dann auf den »Vorratsplatz« gestellt.

- Wenn dann auch der zweite Henkeltopf mit der Tee-Spezialmischung fertig gezogen hat, kommt dieser Tee entweder komplett oder nur teilweise in die große Thermoskanne, der Rest entweder

in eine weitere Thermoskanne oder aber in eine Fahrrad-Trink-
flasche als »Weinschorle« für einen auswärtigen Abend (siehe Kapitel 7, »Während des Fastens unterwegs/außer Haus«).

• Der fertige Nierentee wird abgefüllt, und damit ist die Tee-Zubereitung erledigt.

ᑎᐤᕽᑎ

Zeitaufwand

Ich habe die Zeit für die Teezubereitung mehrfach gestoppt: 20 Minuten. – Und da wir gerade bei dem zeitlichen Aufwand sind: Für die
Herstellung des Gemüsesaftes, einschließlich der Reinigung des Ar-
beitsplatzes (ich habe nichts von Hand gespült, alles kam in die Spül-
maschine), habe ich im Schnitt 15 Minuten benötigt. Insgesamt also
eine gute halbe Stunde für beides, für die Zubereitung aller Tees und
des Saftes.

ᑎᐤᕽᑎ

Zeitpunkt der Tee-Zubereitung

Wann bereitet man eigentlich die Tees? Je nach vorhandener Zeit kann
man dies abends (weil man morgens früh weg muss), morgens (weil
man sich dazu Zeit nehmen kann) oder nach Art der Tees auch gemischt, erledigen. Einzige Bedingung: Der in den ersten drei Wochen zu trinkende Nierentee wird morgens gleich nach den Weißdorntropfen schluckweise *kalt* getrunken, muss dazu also die Zeit
haben, abzukühlen.

Ich habe alle Tees morgens zubereitet. Mit der Folge, dass die halbe
Tasse Nierentee gleich nach dem Aufstehen eben 24 Stunden alt war.
Dafür waren aber die übrigen Tees absolut frisch. Sie schmeckten mir
in warmem Zustand (einschließlich des für mich geschmacklich
problematischen Ringelblumentees) ausgezeichnet.

Wie die Tees getrunken werden

Die Tees sind *keine* freiwillige Angelegenheit beim Fasten. Sie sind unersetzbarer Bestandteil der Breuss-Kur.
Alle Tees müssen *ohne Zucker* und auch *ohne Milch* getrunken werden!
Zubereitung mit ganz normalem Leitungswasser (zum Thema »Gutes Wasser«, Kapitel 9) oder so, wie Sie das bisher gewohnt waren.

Alle Tees nur schluckweise (wegen der guten Einspeichelung) trinken, nicht »hinunterkippen« (ausgenommen sind nur der Salbeitee und die Tee-Spezialmischung, die man auch gegen den Durst trinken kann – und soll).

Am Ende der Kur noch Tee übrig?

Sollte bei den verschiedenen Tees am Ende der Kur etwas übrig bleiben, so bedeutet das nicht, dass Sie zu wenig Tee getrunken haben, sondern es ist von mir so gewollt. Denn es ist sicher leichter, z. B. die Tees nach dem Fasten übrig zu haben, als sie nachzubestellen und dann auf deren Lieferung möglicherweise mehrere Tage warten zu müssen.

Ich trinke heute, also einige Jahre nach meiner Kur, noch ab und zu restliche Tee aus meiner Fastenzeit. Warum auch nicht? Sie haben mir damals gut getan und schmecken auch heute noch.

Zu den Mengenangaben

Tassengröße: Breuss macht in seinem Buch bisweilen keine Angaben zur Tassengröße. Er lässt sogar des Öfteren die Tassen als Größenangabe weg und spricht nur über heißes Wasser. Ich habe bei meiner Länge von 187 cm und 105 kg Gewicht große Tassen (250 ml) genommen. Normale Tassen (150 ml) reichen für die meisten von Ihnen aber wohl aus.

Prise: Eine bei den Tees angesprochene »Prise« ist, grob geschnitten, was man mit drei Fingern nehmen kann, fein geschnitten, etwa 1/2 Esslöffel voll.

~✤~

Etiketten für die verschiedenen Tees

Als besonderen Service habe ich Ihnen in der Anlage Tee-Etiketten für die am meisten verwendeten Tees vorbereitet, die Sie entweder dort herausschneiden oder – vielleicht besser – sich herauskopieren und auf die entsprechenden Tee-Behältnisse kleben. So brauchen Sie dieses Buch nicht immer in die Hand zu nehmen, wenn Sie Ihre Tees zubereiten.

~✤~

Die Tees schmecken nicht oder nicht mehr?

Zu Beginn der Kur schmecken die Tees, zumal warm getrunken, doch recht ordentlich, für den einen oder anderen unter Ihnen vielleicht sogar gut. Das lässt aber mit den Tagen nach. Das muss nicht sein, kann aber sein.

Tipp: Fügen Sie pro Tasse Tee (egal welcher Sorte, auch dem gemischten Salbeitee oder auch der Tee-Spezialmischung – ausprobieren!) einige Tropfen, einen halben oder sogar einen ganzen Teelöffel frisch gepresste und abgesiebte Zitrone bei. Der Geschmack ändert sich schlagartig.

Vielleicht sogar zum Guten.
Experimentieren Sie doch mal mit Ihrem Geschmack! Sie haben ja bis zu 42 Tage Zeit dazu ...

Kapitel 12

Die besonderen Brühen und Tropfen

Ein wichtiger Bestandteil der Kur

Brühen und Tropfen sind neben den Säften und Tees wichtige Bestandteile des Heilfastens nach Rudolf Breuss.

Zwiebelsuppenbrühe

Während der Kur darf bzw. soll man ein bis zwei Teller voll Zwiebelsuppenbrühe zu sich nehmen. Nur die Brühe, nicht die Zwiebel! Für mich war die Zwiebelsuppenbrühe der kulinarische Höhepunkt des Tages. Ein Festessen! Hat man aber kein Bedürfnis nach dieser Brühe, so kann man sie auch weglassen oder mittags nur einen Teller zu sich nehmen. Abends soll man keine Suppenbrühe »essen«!

Zubereitung: Eine zitronengroße Zwiebel samt der äußeren, braunen Schale in kleine Stücke schneiden, in Fett oder Öl goldbraun rösten. Die Zwiebel hat meine Frau mit ein ganz klein wenig (einige Tropfen) Olivenöl geröstet. Man kann auch anderes Öl oder Fett nehmen. Aber nur ganz wenig. Anschließend ca. 1/2 Liter kaltes Wasser dazu geben und solange kochen, bis die Zwiebel richtig durchgekocht ist. Zuletzt noch einen *Pflanzen*bouillon-Würfel (oder z. B. »Klare Brühe«)

dazugeben und kräftig umrühren. Dann abseihen (»abseihen« = Abgießen einer Flüssigkeit aus einem Gefäß durch ein Sieb) und nur die klare Brühe verwenden – ohne die Zwiebel!

Tipp: Die Zwiebeln nicht wegwerfen: Als Zwiebelsuppe gegessen (natürlich nicht vom Fastenden) ist sie nicht nur köstlich, sondern soll nach Aussage von Breuss z. B. auch gegen Knochenentkalkung (Osteoporose) helfen.

Bohnenschalenbrühe

Falls Sie ein **Leber- oder Gallenleiden** haben sollten und die Zwiebelsuppenbrühe nicht vertragen, bereiten Sie statt der Zwiebelsuppenbrühe eine Bohnenschalenbrühe. Während der Kur darf bzw. soll man in diesem Falle 1 bis 2 Teller voll Bohnenschalenbrühe pro Tag zu sich nehmen. Achtung: Nur die Brühe, nicht die Bohnenschalen! Hat man kein Bedürfnis nach dieser Schalenbrühe, so kann man sie auch weglassen oder mittags nur einen Teller zu sich nehmen.

Zubereitung: Dürre Bohnenschalen in kleine Stücke schneiden, einen gehäuften Esslöffel davon in Fett oder Öl goldbraun rösten, anschließend ca. 1/2 Liter kaltes Wasser dazu geben und solange kochen, bis die Bohnenschalen richtig durchgekocht sind (etwa 3-5 Minuten). Zuletzt noch einen Pflanzenbouillon-Würfel dazugeben und nochmals kräftig umrühren. Dann abseihen, und nur die klare Brühe verwenden!

Zubereitung aus gemahlenen Bohnenschalen: Wenn keine Bohnenschalen verfügbar sind, kann man auch im Handel erhältliche, gemahlene Bohnenschalen verwenden: Einen gehäuften Esslöffel gemahlene Bohnenschalen in einen Topf leeren, anschließend 1/2 Liter kaltes Wasser dazu geben und 20 Minuten köcheln lassen. Zuletzt noch einen Teelöffel klare Brühe bzw. einen Pflanzenbouillon-Würfel dazugeben und nochmals kräftig umrühren. Dann absieben und nur die reine Brühe verwenden.

Weißdorntropfen

Zur Unterstützung der Herztätigkeit nimmt man, je nach Körpergröße, 20 bis 40 Weißdorntropfen *in der Frühe* ein.

Kapitel 13

Einkaufen für die Breuss-Kur

❧

Einkaufsquellen

Gemüseladen, Reformhaus und Apotheke (bei den Tees sind sogar welche dabei, für die der Apotheker eigentlich ein Rezept vom Arzt bräuchte) werden für zwei bis sechs Wochen ihre normalen Lieferanten sein. Sollte Ihre Apotheke oder Ihr Reformhaus die erforderlichen Tees nicht alle beschaffen können, so bietet sich an:

KRÄUTER-MÜLLER
Hauptstraße 23a
A-6706 BÜRS
Tel: +43/5552/63139
E-Mail: office@zimba.at
Internet: www.zimba.at

Zum Einkauf des Tees Muttern (Mataun) oder Meum mutellina, wie Breuss das Kraut auch nennt, gebe ich Ihnen am Schluss dieses Kapitels einige Hinweise.

Ansonsten habe ich den Einkauf für Sie schon vorgeplant: Sie finden ab der nächsten Seite eine fix und fertig vorbereitete Einkaufsliste.

Einkaufsliste

Einfach kopieren oder ausschneiden und beim Einkauf mitführen.

Gemüse für den Gemüsesaft

aus dem Gemüseladen oder vom Wochenmarkt
(Vorrat für **1 Woche**)

Menge	Name
2,0 kg	Rote Bete oder Randen bzw. Rote Rüben (bot.: Beta vulgaris)
1 Bund	Karotten, Gelbe Rüben, Möhren, Rüebli (botan. Daucus carota ssp. Sativus apiaceae)
1 Knolle mit ca. 0,7 kg	Sellerieknollen (bot.: Apium graveolens var. Rapaceum)
1 Stück, mind. 0,2 kg	Rettich, Radi (bot.: Raphanus sativus), gleich, ob weiß oder rot
1 Tüte oder 7 Stück	kleine Kartoffeln, etwas hühnereigroß (bot.: Solanum tuberosum subspecies tuberosum)

Zwiebelsuppenbrühe

Zwiebel vom Gemüseladen oder Wochenmarkt, Brühwürfel
oder Klare Brühe vom Lebensmittelmarkt oder Discounter
(Vorrat für **1 Woche**, Klare Brühe: **Kur-Vorrat**)

Menge	Name / Bemerkungen
7x zitronengroß	Speisezwiebel (bot.: Allium cepa L.) Es darf nur die Brühe verwendet werden!
7 Würfel / 1 Dose	Pflanzenbouillon-Würfel oder Gemüsebrühe / Klare Brühe

Bohnenschalenbrühe

(Achtung: Nur alternativ zur Zwiebelsuppenbrühe!)
Bohnen vom Gemüseladen oder vom Wochenmarkt,
ggf. getrocknete Bohnenschalen aus dem Internet
(Vorrat für **1 Woche**)

Menge	Name / Bemerkungen
250 gr.	Bohnenschalen (bot.: Phaseoli pericarpium DAC, Phaseoli fructus sine semine), Es darf auch hier nur die Brühe verwendet werden!

Gemüsesaft, Fertigprodukt

aus dem Reformhaus, der Apotheke oder dem Drogeriemarkt
(Vorrat für **1 Woche**)

Menge	Bemerkungen
3,5 Liter	Da sich der Saft 2 Jahre halten soll, kann man ihn ruhig auf Vorrat einkaufen.

Biotta Breuss Gemüsesaftmischung:
Biotta AG, Pflanzbergstraße 8, CH-8274 Tägerwilen,
Tel. +41 (0)71666-8080, Fax: -8081, info@biotta.ch, www.biotta.ch/de

Weißdorntropfen

aus dem Reformhaus, der Apotheke oder dem Drogeriemarkt
(Vorrat für **3 Wochen**)

Menge	Name / Bemerkungen
ca. 100 ml	Weißdorntropfen (bot. Weißdorn: Crataegus laevigata Poir.)
	Unterstützung der Herztätigkeit (Apotheke oder Reformhaus)

Tees

aus der Apotheke, ggf. auch aus dem Reformhaus
(Vorrat für **3 Wochen**)

Menge	Name, deutsch	Name, botanisch
15 gr.	Zinnkraut (Schachtelhalmkraut)	Equisetum arvense
10 gr.	Brennnessel	Urtica dioica
10 gr.	Vogelknöterich (Wegtritt)	Polygonum aviculare
75 gr.	Salbeiblätter	Salvia officinalis
55 gr.	Johanniskraut	Hypericum perforatum
50 gr.	Pfefferminze	Mentha piperita
50 gr.	Melisse	Melissa officinalis
50 gr.	Ringelblume	Calendula officinalis
50 gr.	Storchenschnabelkraut	Geranium robertiatum
50 gr.	Spitz- und Breitwegerich	Plantago lanceolata/major
50 gr.	Isländisch Moos	Cetraria islandica/ perforatum
50 gr.	Lungenkraut	Pulmonaria officinalis
50 gr.	Gundelrebe	Glechoma hederacea
50 gr.	Königskerze	Verbascum densiflorum
50 gr.	Muttern (Alpenliebstöckel)	Meum mutellina (Info Seite 156)

Zusätzliche Säfte

aus dem Reformhaus, der Apotheke oder dem Drogeriemarkt
(Vorrat für **2 - 6 Wochen**)

Sauerkrautsaft als »Abführmittel« und zur »Geschmacksopti-
mierung« (Kapitel 7 und 10) sowie Zitronensaft zur »Geschmacks-
verbesserung« (Kapitel 10), wann immer möglich als Bio-Ware.

Bio-Strath Aufbau-Präparat

aus der Apotheke, ggf. auch aus dem Reformhaus
(Vorrat für **4 Wochen**)

Kurvorrat	Name
1 Monat	Bio-Strath Aufbau-Präparat

Das Produkt wird weder im Reformhaus noch in der Apotheke
vorrätig sein. Die Bio-Strath AG produziert in der Schweiz:

Bio-Strath AG, Mühlebachstr. 25, CH-8032 Zürich,
Tel: ++41 (0)44 250 71 00, Fax: 44 250 71 01, www.bio-strath.ch

Zutaten zur Badekur

aus dem Reformhaus oder der Apotheke
(Vorrat für **2 bis 3 Wochen**)

Menge	Name, deutsch	Name, botanisch
500 gr.	Zinnkraut	Equiseti herba oder Equisetum arvense
500 gr.	Heublumen	Graminis flos
500 gr.	Haferstroh	Avena sativa
ca. 100 ml	Kastanien- oder Rosskastanien-Bade-Essenz, wenn möglich mit echtem ätherischem Öl	

Sie bekommen kein Muttern?

Immer wieder höre ich, dass dieses Kraut in Apotheken nicht zu bekommen sei. Dieses Problem trat schon zu Lebzeiten von Rudolf Breuss auf. Er animierte Bergbauern, das Kraut, das erst ab 1.400 m Höhe wächst, anzubauen. Allem Anschein nach allerdings nicht sehr erfolgreich.

Ich bin bemüht, dafür zu sorgen, dass Sie dieses Kraut, unter welchem Namen auch immer, wieder erwerben können. Auf meine Anfrage, antwortete mir ein kompetenter Kräuterversand viel versprechend:

»Derzeit ist Muttern leider nicht lieferbar,
aber ich hoffe, dass bald wieder volle Lieferfähigkeit herrschen wird.
Gerne halte ich Sie auf dem Laufenden.«

Damit Sie selber fahnden können, habe ich hier alle Namen zusammengetragen, die bei Kräuterversendern, Apotheken und auch im Internet für das Kraut genannt werden:

Zunächst: Bei Breuss heißt die Pflanze Muttern oder Alpenliebstöckel (Meum mutellina), aber das ist veraltet, jetzt heißt das Kraut botanisch Ligusticum mutellina.

Dieses Ligusticum mutellina wird im Volksmund auch noch genannt:
• Alpen-Liebstökl oder Alpenliebstöckel (für Norddeutsche),
• Alpen-Mutterwurz,
• Muttern, Mutterne,
• Gebärmutterwurz,
• Madaun und
• Mutteri.

Eines will ich hier aber festhalten: Muttern gehört als eines von sechs Kräutern zur *Tee-Spezialmischung* (Kapitel 11), zu der Breuss sagt, dass von den sechs Kräutern nicht alle unbedingt im Tee enthalten sein müssen.

Wenigstens ein Trost für die Patienten, die zur Zeit erfolglos nach dem Kraut suchen.

Anlagen

❧

Tages-Zeitplan

Vorbemerkungen

So könnte ein Kurtag bei allen Fastenformen aussehen. Wegen des Fastens muss niemand um 06.00 Uhr oder noch früher aufstehen. Es sei denn, die Arbeitswelt verlangt es.

Wenn Sie während der Kur zur Arbeit gehen müssen oder wollen, so bieten sich für das Fasten die Zeiten (mein Beispiel) von 07.10 bis 11.15 Uhr und von 12.30 bis 17.00 Uhr an. Damit Sie frei beweglich sind, beachten Sie meine Hinweise in Kapitel 7.

Die aufgeführten Zeiten sind beispielhaft – links meine Zeit, rechts Ihre Zeit. Sie könnten auch z. B. erst um 09.00 Uhr oder schon um 04.30 Uhr beginnen und damit alle Zeiten um 3 Stunden hach hinten oder 1,5 nach vorne verschieben.

Für jeden Tag sind die Zeiten und Abfolgen gleich, ab dem 22. Tag jedoch ohne den Nierentee (gilt natürlich nur bei längeren Fastenzeiträumen).

Schneiden Sie sich den Zeitpan aus, oder – vielleicht besser – kopieren Sie ihn, und legen Sie ihn an Ihren »Essplatz«, auch wenn es dort momentan nichts zu essen gibt.

Vorgeschla-gene Zeit	Ihre Zeit	Aktion	Bemerkung
06.00 Uhr	_____ Uhr	1/2 Tasse Nierentee	langsam kalt trinken
06.00 Uhr	_____ Uhr	Weißdorntropfen einnehmen zur Unterstützung der Herztätigkeit	20 bis 40 Tropfen, je nach Statur
06.30 Uhr	_____ Uhr	1 bis 2 Tassen Salbeitee mit Johanniskraut, Pfefferminze, Melisse	warm trinken
07.00 Uhr	_____ Uhr	ein *kleines* Schlückchen Gemüsesaft nehmen	gut einspeicheln, nicht gleich schlucken
über den Tag verteilt		1 Tasse oder mehr Salbeitee	warm oder kalt trinken
		1 Tasse Storchenschnabelkrauttee	schluckweise kalt trinken
		1 Tasse oder mehr Tee-Spezialmischung	heiß, warm oder kalt trinken
		1 Tasse oder mehr Ringelblumentee	heiß, warm oder kalt trinken
Vormittag	Vormittag	10 bis 15-mal schluckweise Gemüsesaft trinken, insges. max. 1/4 l!	Nur trinken, wenn es einem danach ist, gut einspeicheln!
11.30 Uhr	_____ Uhr	1/2 Tasse Nierentee	langsam kalt trinken
11.30 Uhr	_____ Uhr	1 bis 2 Teller Zwiebelsuppenbrühe.	Man kann die Zwiebelsuppenbrühe auch weglassen.
Nachmittag	Nachmittag	10 bis 15-mal schluckweise Gemüsesaft trinken, insges. max. 1/4 l!	Nur trinken, wenn es einem danach ist, einspeicheln!
Abend	_____ Uhr	1/2 Tasse Nierentee langsam kalt trinken.	vor dem Schlafengehen

Der 35ste Tag

Natürlich gilt das Folgende nur für längere Fastenvorhaben, also für 42-tägige Breuss-Kuren.

Aus eigener Erfahrung und auch durch viele Gespräche, Mails, Briefe und Telefonate weiß ich um die Gefahr, am oder um den 35. Tag des Fastens »den Bettel hinzuschmeißen«.

Alles ist einem zuwider:
• immer derselbe Saft,
• immer dieselben Tees,
• immer dieselben Weißdorntropfen,
• immer dieselbe Zwiebelsuppenbrühe!

Dies muss nicht so sein – aber es kann so sein.

Und deshalb sollten Sie darauf vorbereitet sein, dass diese kritische Phase kommen kann.

Also wichtig: Kurz vor dem Fasten-Ende kommt

der 35ste Tag!

Da heißt es unbedingt:

Durchhalten!!!

Lesen Sie zur Sicherheit noch mal im Kapitel 10 und 11 nach, was zu tun ist, wenn der Saft und auch der Tee nicht mehr schmecken sollten!

Geschafft!

Die abendliche Belohnung: ein Bastelvorschlag

Sehr geholfen hat mir bei der Kur ein Maßband, das ich an die Tür im Esszimmer geklebt hatte.

42 cm lang, also für jeden Tag ein Zentimeter (wie bei den Wehrpflichtigen, 100 Tage vor der Entlassung).

Die Zahl »0« hatte ich oben und die Zahl »42« unten platziert. Am Ende des ersten Fastentages schnitt ich dann den ersten Zentimeter, also die Zahl »42« ab. Ziel war es, mich langsam in Richtung 0 (gleich »**Geschafft!**«) vorzuarbeiten.

So konnte ich jeden Abend als letzte »Amtshandlung« feierlich einen Zentimeter vom Band abschneiden. Der nun noch vor mir liegende Teil der Kur war dann wieder einen Tag kürzer geworden!

Häuser, in denen das Breuss-Fasten angeboten wird

**Samariter-Werk – Kath. Fastenzentrum
Volkertshausen, Hegau am Bodensee**

mit Kur-Angeboten auf Fuerteventura, Korfu, Mallorca und in
Kalabrien sowie im Fastenzentrum in Hörstel im Münsterland
am Teutoburger Wald

D-78269 Volkertshausen, Samariterweg 7,
Telefon 0049-7774-9290-0, Fax 0049-7774-9290-70

eMail: info@samariter-werk.de, Internet: www.samariter-werk.de

☞ Das *Breuss-Fasten* wird **nur im Fastenzentrum
Volkertshausen** angeboten.

Stilles Haus – Bergfreiheit

D-34537 Bad Wildungen, Waldparkstraße 15
Telefon 0049-5626-999 510, Fax 0049-5626 - 999540
eMail: info@stilleshaus.de, Internet: www.stilleshaus.de

Breuss – Gerson Kurhaus Chattenbühl

D-34346 Hann. Münden, An der Rehbocksweide 29a
Tel. 05541 / 999 1-0, Fax   05541 / 999 111
eMail: chattenbuehl@t-online.de
Internet: www.chattenbuehl.com

Informationsmaterial zur Breuss-Massage

Harald Fleig: »*Heilen« über die Wirbelsäule nach Dorn und Breuss,*
Band 1

Die Breuss-Massage ist eine feine, energetische Rücken-Massage, bei der seelische und körperliche Verspannungen nach der Theorie gelöst werden, dass es keine »verbrauchten« Bandscheiben gibt, sondern lediglich »degenerierte«, mit der Überzeugung, dass eine vollständige Regenerierung erreicht werden kann. Die Breuss-Massage ist die ideale Vorbereitung für das Richten der Wirbelsäule nach Dorn.

Harald Fleig: »*Heilen« über die Wirbelsäule nach Dorn und Breuss,*
Band 2

Weitere Erkenntnisse und Erfahrungen mit der Breuss- und Dorn-Methode werden beschrieben. Gleichzeitig wird auf verschiedene Fehlentwicklungen durch Breuss- und Dorn-Therapeuten hingewiesen. Auf andere Ursachen (nicht nur die der Wirbelsäule), die zu Erkrankungen führen, wird eingegangen.

Harald Fleig: »*Heilen« über die Wirbelsäule nach Dorn und Breuss,*
DVD

Beide Therapien, die Breuss-Massage und die Dorn-Therapie werden auf dieser DVD eingehend und plastisch erläutert. Die DVD ist eine ideale Ergänzung zu den Seminaren des Schulungszentrums Brigitte und Harald Fleig, Wehr.

Erhältlich bei:
Jürgen H. R. Thomar Unternehmensberatung GmbH,
Beethovenstr. 16, D-88630 Pfullendorf, Fax: +49(0)7552-920185
E-Mail: kontakt@thomar.net, Internet: www.thomar.net

Tee-Etiketten

Salbeitee

Zwei Teelöffel Salbeiblätter in 1/2 Liter kochendes Wasser geben und **genau 3 Minuten kochen.** Danach den Tee wegstellen und noch drei Prisen des auf Vorrat gemischten »Zutaten-Tee« (Johanniskraut, Pfefferminze, Melisse) zugeben. 10 Minuten ziehen lassen. **Von diesem Tee kann man trinken, so viel man will, je mehr, desto besser.** Deshalb genügend zubereiten!

Teemischung
Zutaten für Salbeitee

Diese Mischung, bestehend aus Johanniskraut, Pfefferminze und Melisse, wird den gerade 3 Minuten gekochten Salbeiblättern hinzugefügt.
Menge: Für 1/2 Liter nimmt man drei Prisen aus dieser Mischung, bei einem ganzen Liter beispielsweise also 6 Prisen.

Ringelblumentee

Zur Abwechslung zwischendurch trinkt man warmen oder kalten Ringelblumentee.
Zubereitung: 1 bis 2 Teelöffel (2-3 gr.) werden mit heißem Wasser (ca. 150 ml) übergossen und nach 10 Minuten durch ein Teesieb gegeben.

Storchenschnabelkrauttee

Eine Prise des roten Storchenschnabelkrauts (Geranium robertiatum) 10 Minuten in einer Tasse (ca. 150 ml) heißem Wasser ziehen lassen. Pro Tag trinkt man dann über den Tag verteilt diese eine Tasse schluckweise kalt.

Nierentee

Von dem auf Vorrat gemischten Tee (Zinnkraut, Brennnesseln, Vo-
gelknöterich und Johanneskraut) eine Prise in einer Tasse heißem
Wasser (ca. 150 ml) 10 Minuten ziehen lassen.
Dann durch ein Sieb geben und an den **Teesatz** nochmals 2 Tassen
heißes Wasser geben und 10 Minuten kochen, nochmals durch ein
Sieb geben. Dann zusammenschütten, kalt trinken.

Tee-Spezialmischung

Von dem auf Vorrat gemischten Tee aus Spitz-/Breitwegerich, Islän-
dischmoos, Lungenkraut, Gundelrebe, Königskerze und Muttern
(Meum mutellina) pro Tasse (ca. 150 ml) eine gute Prise in heißes
Wasser geben und 10 Minuten ziehen lassen.
**Von diesem Tee kann man trinken, so viel man will, je mehr, desto
besser.** Also eine genügend große Menge zubereiten!

Rudolf Breuss: »*KREBS/Leukämie und andere scheinbar unheilbare Krankheiten mit natürlichen Mitteln heilbar. Ratgeber zur Vorbeugung und Behandlung vieler Krankheiten.*«

Eigenverlag Rudolf Breuss, 1990, ISBN 3-00-018407-4.
Unveränderte Originalausgabe.

Jürgen H. R. Thomar: »*Die Krebskur-total nach Rudolf Breuss richtig gemacht.*«

Eigenverlag Jürgen H. R. Thomar, 2004, ISBN: 3-00-016286-0
Das offizielle Begleitbuch zur Kur, deutsche Ausgabe.

Jürgen H. R. Thomar: »*Die Breuss KREBSKUR richtig gemacht.*«

Eigenverlag Jürgen H. R. Thomar, 2005, ISBN: 3-00-016286-0
Das offizielle Begleitbuch zur Kur, internationale Ausgabe.

Erhältlich bei:
Jürgen H. R. Thomar Unternehmensberatung GmbH,
Beethovenstr. 16, D-88630 Pfullendorf, Fax: +49(0)7552-920185
E-Mail: kontakt@thomar.net, Internet: www.thomar.net

Literatur-Verzeichnis

Berendes, Axel und Dr. Hoffmann, Klaus: *Rette dein Immunsystem. Ein Leitfaden zum Überleben in heutiger Zeit*, Vier Flamingos Verlag, 1993, ISBN 3-928306-05-07

Breuss, Rudolf: *KREBS/Leukämie und andere scheinbar unheilbare Krankheiten mit natürlichen Mittel heilbar. Ratschläge zur Vorbeugung und Behandlung vieler Krankheiten*, Merk-Verlag, 1990, ISBN 3-00-018407-4

Buchner, Elisabeth: *Wenn Körper und Gefühle Achterbahn spielen ... Hormone natürlich ins Gleichgewicht bringen*, FVB, 2000, ISBN 3-934246-00-1

Diamond, Harvey und Marilyn: *Fit fürs Leben. Fit for life*, Goldmann Taschenbuch-Verlag, 1998, ISBN: 3-44-213533-8

Erckenbrecht, Irmela: *Die Kräuterspirale, Bauanleitung, Kräuterportraits, Rezepte*, Pala-Verlag, 2003, ISBN 3-895 66-190-2

Fleig, Harald: *»Heilen« über die Wirbelsäule nach Dorn und Breuss«*, Band 1, Verlag B&H Fleig, 1995, ISBN 3-9805138-0-7

Fleig, Harald: *»Heilen« über die Wirbelsäule nach Breuss – Dorn – Fleig«*, Band 2, Verlag B&H Fleig, 1999, ISBN 3-980 5138-1-5

Fleig, Harald: *»Heilen« über die Wirbelsäule nach Breuss – Dorn – Fleig«*, DVD, Verlag B&H Fleig, 2005, ISBN 3-9805 138-1-5

Jonsson, Bitten und Nordström, Pia: *Zucker, nein danke! Was Zucker in Ihrem Körper anrichtet*, Mosaik bei GOLDMANN, 2006, ISBN: 3-442-16801-5

Lee, Dr. med. R., übersetzt und ergänzt von E. Buchner: *Wie Männer stark bleiben. Natürlicher Hormonausgleich für Männer*, FVB, 2005, ISBN 3-934246-01-X

Lützner, Dr. med. Hellmut, Million, Helmut: *Richtig essen nach dem Fasten*, Gräfe & Unzer, 2001, ISBN 3-77-4266 86-7

Strehlow, Wighard: *Die Ernährungstherapie der Hildegard von Bingen. Rezepte, Kuren, Diäten*, 2003, ISBN 3-36-303 031-2

Strunz, Dr. med. Ulrich Th.: *Forever Young – Das Erfolgsprogramm*, dtv – Taschenbücher, 2004, ISBN: 3-42-334004-5

Thomar, Jürgen H. R.: *Die Krebskur-total nach Rudolf Breuss richtig gemacht*, Eigenverlag, 2004, ISBN: 3-00-016 286-0

Thomar, Jürgen H. R.: *Die Breuss KREBSKUR richtig gemacht*, Eigenverlag, 2005, ISBN: 3-00-016985-7

Treben, Maria: *Gesundheit aus der Apotheke Gottes. Ratschläge und Erfahrungen mit Heilkräutern*, Verlag Wilhelm Ennsthaler, Steyr, 1980, ISBN: 3-85-068090-8

www.Wikipedia.de

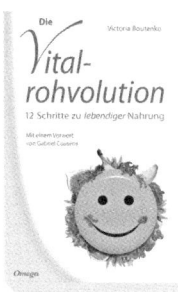

248 Seiten, broschiert
ISBN 978-3-930243-54-9
€ [D] 17,80

Victoria Boutenko

Die Vitalrohvolution

12 Schritte zu lebendiger Nahrung

Die Autorin erlebte aus eigener Erfahrung, welch enorme Bedeutung lebendige Rohkost-Nahrung für die menschliche Gesundheit hat. Seitdem hat sie unermüdlich weiter zum Thema lebendige Nahrung recherchiert und untersucht unter anderem, was Lebendigkeit ausmacht, was die ersten Menschen aßen, welche Rolle Bakterien im menschlichen Organismus spielen und wie der Körper sich selbst heilen kann. Ausführlich geht sie außerdem auf das bisher vernachlässigte Thema der Sucht nach gekochter Nahrung ein. Hierzu stellt sie ein detailliertes, praxisbezogenes 12-Schritte-Programm vor, das es erleichtert, die Ernährung auf lebendiges Essen umzustellen. Ein Rezeptteil mit einfach zu erstellenden »rohen« Gerichten rundet das Buch ab.

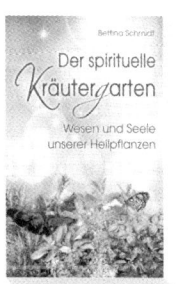

192 Seiten, broschiert
ISBN 978-3-89845-427-8
€ [D] 12,95

Bettina Schmidt

Der spirituelle Kräutergarten

Wesen und Seele unserer Heilpflanzen

Die Heilpraktikerin Bettina Schmidt offenbart uns die magischen, kulinarischen und medizinischen Eigenschaften der Kräuter. Sie ermuntert uns dazu, einen Kräutergarten anzulegen und hilft uns bei der Planung und Durchführung.
Lernen Sie die positiven Eigenschaften der Kräuter kennen und erfahren Sie, wie Sie diese einsetzen. Viele Rezeptvorschläge für das Kochen mit Kräutern machen Lust auf die frische Kräuterküche. Praktische Anwendungsmöglichkeiten bei Erkrankungen helfen Ihnen, eine wirkungsvolle Hausapotheke zu schaffen.

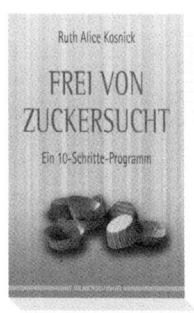

336 Seiten, broschiert
ISBN 978-3-89845-327-1
€ [D] 16,90

Ruth Alice Kosnick

Frei von Zuckersucht

Ein 10-Schritte Programm

Worin besteht der Unterschied zwischen Naschen und zwanghaftem Essverhalten? Wann fängt die Sucht an, und wie lernt man, aus diesem Teufelskreis auszusteigen?
Mithilfe des inneren Mentors und durch ein geführtes Programm, bei dem Selbsterfahrung und Bewusstwerdung im Mittelpunkt stehen, hat die Autorin einen Weg der Selbstheilung entwickelt, der essenziell ist für alle, die sich von psychisch-seelischen Abhängigkeiten befreien wollen. Dieser neue Ansatz beleuchtet das Thema Kontrollverlust zum ersten Mal aus ganzheitlicher Perspektive.
Der Kontakt zum inneren Mentor kann so zu mehr Klarheit und Heilung führen.

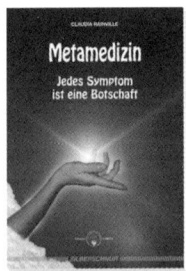

498 Seiten, broschiert
ISBN 978-3-89845-196-3
€ [D] 24,90

Claudia Rainville

Metamedizin
Jedes Symptom ist eine Botschaft

Warum bin ich krank? - Dieser Frage geht die Autorin in diesem umfangreich dokumentierten Buch nach und kommt zu dem einfachen, aber weit reichenden Schluss, dass die Symptome einer Krankheit als Botschaften des Körpers zu verstehen sind. Dank der vielen Fallbeispiele aus ihrer über zwanzigjährigen Forschungs- und Therapiearbeit liest sich dieses Buch wie eine spannende Dokumentation zum Thema Gesundheit.

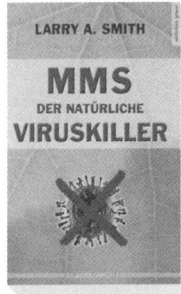

160 Seiten, Klappenbr.
ISBN 978-3-89845-312-7
€ [D] 14,90

Larry A. Smith

MMS – Der natürliche Viruskiller

MMS steht für Miracle Mineral Solution, wunderbare Minerallösung – und der Name scheint Programm zu sein: Mehr als 75.000 Fälle von Malaria konnten erfolgreich behandelt werden, mehrere Aids-Patienten und zahlreiche Fälle von Hepatitis C, Tuberkulose bis hin zu Erkältungen – ohne Nebenwirkungen.
Ursprünglich durch Zufall entdeckt, steigt das Interesse an dieser natürlichen »Minerallösung« kontinuierlich. Lesen Sie in diesem praktischen Ratgeber, bei welchen Krankheiten Sie diese neue Minerallösung anwenden können, wie sie herzustellen und zu dosieren ist sowie was Anwender zu MMS zu berichten haben.
Kein Buch über ein Wunder, sondern über eine wundervolle Minerallösung, über MMS - die Hoffnung für ein gesundes Leben im 21. Jahrhundert.

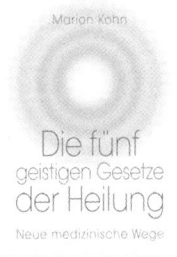

272 Seiten, Klappenbr.
ISBN 978-3-89845-293-9
€ [D] 16,90

Marion Kohn

Die fünf geistigen Gesetze der Heilung
Neue medizinische Wege

Ein revolutionärer Ansatz zu einem neuen Verständnis von Heilung! Möchten Sie wissen, warum man überhaupt »krank« wird? Möchten Sie wissen, warum man mit Krebs oder einer anderen Erkrankung reagiert, wenn man unerwartet aus der Balance gerät? Möchten Sie wissen, wie man wieder gesund werden kann, und brauchen Sie hierfür Unterstützung? Die fünf geistigen Gesetze weisen Ihnen den Weg zu einem neuen Verständnis von Medizin.
Gönnen Sie sich Gesundheit und ein glückliches, harmonisches Leben.

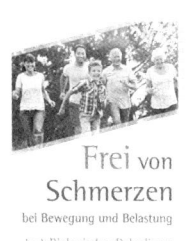

192 Seiten, broschiert
ISBN 978-3-89845-681-4
€ [D] 14,00

Angela Frauenkron-Hoffmann

Frei von Schmerzen bei Bewegung und Belastung
durch Biologisches Dekodieren

Mit dem Biologischen Dekodieren finden und verstehen Sie die psychisch-emotionalen Gründe für Ihre Schmerzen, die Sie außer Gefecht setzen.

Die Autorin legt eindrücklich dar, dass körperlicher Schmerz immer von einem emotionalen, seelischen oder moralischen Schmerz, erzählt. Mit dieser Methode verstehen Sie, welche tiefer liegenden Gründe angegangen werden müssen, um sich von Ihren Schmerzen zu befreien.

Biologisches Dekodieren bringt wieder Bewegung in Ihr Leben!

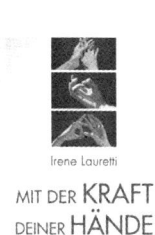

128 Seiten, 4-farbig,
wattiert, gebunden
ISBN 978-3-89845-499-5
€ [D] 12,95

Irene Lauretti

Mit der Kraft deiner Hände
Energieheilgriffe für schnelles Wohlbefinden

Egal, wo Sie gerade sind oder wie viel Zeit Sie haben – Sie jederzeit schnell und effektiv Ihre Gesundheit stärken, Beschwerden lindern und Ihre Energiereserven auffüllen.

Irene Lauretti zeigt Ihnen, wie Sie Ihre Selbstheilungskräfte mobilisieren. Alles, was Sie dafür benötigen, sind Ihre Hände. Durch sanftes Halten der Finger und Berühren bestimmter Energiepunkte am Körper erreichen Sie jeden Bereich Ihres Seins. Die Heilgriffe geben Ihnen in jedem Augenblick genau das, was Ihr Körper und Ihre Seele gerade benötigen! Erreichen Sie ab sofort einfach und schnell mehr Wohlbefinden, Gesundheit und Vitalität!

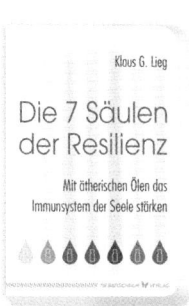

96 Seiten, 2-fbg., abgerundete
Ecken, broschiert
ISBN 978-3-89845-665-4
€ [D] 12,00

Klaus G. Lieg

Die 7 Säulen der Resilienz
Mit ätherischen Ölen das Immunsystem der Seele stärken

Resilienz ist in aller Munde und Bücher oder Seminare zur Stärkung der psychischen Widerstandskraft boomen. Dabei geht es einfacher, zeitsparender und sanfter – mit der Kraft der ätherischen Öle. Der erfahrene systemische Psychologe und Emotionsregulationstherapeut Klaus G. Lieg stellt in seinem neuen Buch die 7 Säulen der Resilienz in Verbindung mit der Aromatherapie vor – eine Methode, die es uns ermöglicht, eine größere Belastbarkeit und innere Stärke zu entwickeln. Mithilfe der innovativen Kombination aus bewährten psychologischen Übungen und ätherischen Ölen gelingt es, Krisen zu bewältigen, flexibel auf wechselnde Anforderungen zu reagieren und stressreiche, frustrierende oder belastende Situationen souverän zu meistern.

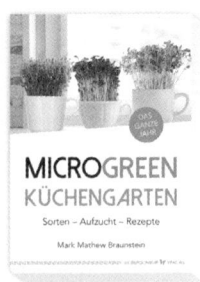

208 Seiten, farbig, mit vielen
Fotos, broschiert
ISBN 978-3-89845-612-8
€ [D] 18,00

Mark Mathew Braunstein

MicroGreen Küchengarten

Sorten – Aufzucht – Rezepte

Microgreens begeistern mit ihrem intensiven Aroma und enthalten
vier- bis sechsmal so viele Vitamine und Phytochemikalien wie die
reifen Pflanzen!
Mark Mathew Braunstein verrät, wie Sie Microgreens einfach und
günstig zu Hause ziehen können. Dieser umfassende Ratgeber
enthält auch ein Verzeichnis von fast 50 Microgreens mit der Be-
schreibung von Aromen, speziellen Bedürfnissen und vielem mehr.

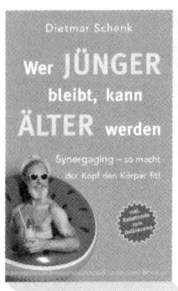

240 Seiten, farbig, broschiert
ISBN 978-3-89845-649-4
€ [D] 20,00

Dietmar Schenk

Wer jünger bleibt, kann älter werden

Synergaging – so macht der Kopf den Körper fit

Rauben dir chronischer Stress und Überlastung Tag für Tag mehr Lebenskraft? Fühlst du dich erschöpft, ausgebrannt und vorzeitig ge-
altert? Dann gilt es, wieder mehr Dynamik zu spüren und die innere
Balance wiederaufzubauen. Echtes Better-Aging zu betreiben.
Das Synergaging-Programm führt dich zu einem wahren Jungbrun-
nen, zum Quell der Lebenskraft und damit zu kerniger Gesundheit
bis ins hohe Alter, damit du zu jeder Zeit gesund, vital und selbst-
bestimmt leben kannst.
Es lohnt sich.

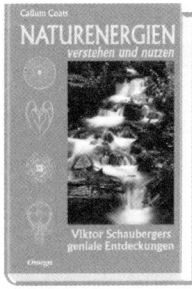

460 Seiten, viele Abb.,
gebunden
ISBN 978-3-930243-14-3
€ [D] 24,60

Callum Coats

Naturenergien verstehen und nutzen

Viktor Schaubergers geniale Entdeckungen

Callum Coats erschloss in 15-jähriger Forschungsarbeit das revolu-
tionäre, aber vielfach schwerverständliche Werk des Erfinders Viktor
Schauberger (1885-1958) und führt uns in die faszinierenden Ge-
heimnisse der Natur ein – mit Themen wie: Levitationsenergien
des Wassers, Wirbelbewegung als energetische Grundlage, Bäume
als energetische Biokondensatoren, Wald als fundamentale Le-
bensgrundlage, Steigerung der Bodenfruchtbarkeit durch Energie,
die Erfindung einer Freie-Energie-Klimaanlage, dezentrale Energie-
generatoren uvm.

Weiterführende Informationen zu
Büchern, Autoren und den Aktivitäten
des Silberschnur Verlages erhalten Sie unter:
www.silberschnur.de

Natürlich können Sie uns auch gerne den
Antwort-Coupon aus dem beiliegenden
Lesezeichenflyer zusenden.

Ihr Interesse wird belohnt!